T0178828

EL SECRETO DE LA VIDA

A BASE DE PLANTAS

El material presente en este libro tiene fines meramente informativos y de ningún modo sustituye las recomendaciones y cuidados de su médico. El programa nutricional descrito en este libro debe seguirse después de consultar a un médico para asegurarse de que sea apropiado para sus circunstancias individuales. Tenga en mente que las necesidades nutricionales varían de persona a persona, dependiendo de la edad, el sexo, el estado de salud y la dieta total. Los autores y la editorial no se hacen responsables de cualquier efecto adverso que ocurra como consecuencia del uso o la aplicación de la información contenida en este libro.

Título: *El secreto de la vida a base de plantas*
Primera edición: mayo de 2015
Sexta impresión: marzo de 2021

© 2015, Draco Rosa y Nena Niessen
© 2015, de la presente edición en castellano para todo el mundo: Penguin Random House Grupo Editorial, S. A. S.
© 2021, de la presente edición en castellano:
Penguin Random House Grupo Editorial USA, LLC.,
8950 SW 74th Court, Suite 2010
Miami, FL 33156
© 2015, Carlos Vargas, por las fotografías de los autores
© 2015, Nena Niessen por las fotos de alimentos

Diseño interior: Garry Tosti

ISBN: 978-1-941999-46-2

Compuesto en caracteres Baskerville

Impreso en Estados Unidos - *Printed in USA*

Penguin
Random House
Grupo Editorial

DRACO ROSA
NENA NIESSEN

EL SECRETO DE LA VIDA
A BASE DE PLANTAS

DEDICATORIA

Este libro se lo dedicamos a Dios, quien nos hizo el milagro de vivir para compartir nuestras experiencias con ustedes.

El que habita al amparo de Elyon y mora a la sombra de Shaddai,
diga a Yahve: "Refugio, baluarte mío, mi Dios, en quien confío".
Pues él te librará de la red del cazador, de la peste funesta;
Con sus plumas te protege, bajo sus alas hallas refugio: escudo y
armadura es su fidelidad.
No temerás el terror de la noche, ni la saeta que vuela de día,
ni la peste que avanza en tinieblas, ni el azote que devasta a mediodía.
Aunque caigan mil a tu lado y diez mil a tu derecha, a ti no te alcanzará.
Basta con que fijes tu mirada, verás la paga de los malvados, tú qué dices:
"Yahvé es mi refugio", y tomas a Elyon por defensa.
El mal no te alcanzará, ni la plaga se acercará a tu tienda; que
Él ordenará a sus ángeles que te guarden en todos tus caminos.
Te llevarán ellos en sus manos, para que en piedra no tropiece tu pie;
pisarás sobre el león y la víbora, hollarás al leoncillo y al dragón.
Puesto que me ama, lo salvaré, lo protegeré, pues me reconoce.
Me llamará y le responderé, estaré a su lado en la desgracia, lo salvaré
y lo honraré.
Lo saciaré de larga vida, haré que vea mi salvación.

Salmo 91

Dios no nos ha dado un espíritu de temor y timidez sino de poder, amor y autodisciplina.

2 Timoteo 1:7

Dios no manda cosas imposibles, sino que, al mandar lo que manda, te invita a hacer lo que puedas y pedir lo que no puedas, y te ayuda para que puedas.

San Agustín

Renunciar a un estilo de vida perjudicial que fractura el equilibrio psicofísico y espiritual para vivir de manera sana. Si se perturba ese equilibrio se altera el cuerpo y enferma tanto física como mentalmente.

Hildegarda de Bingen

CONTENIDO

INTRODUCCIÓN

Este es un libro que nace de nuestra curación de la terrible enfermedad del cáncer. Durante esta fase de nuestras vidas nos dimos cuenta de la poca información que hay sobre la importancia de una buena alimentación en los procesos de curación y prevención.

Haber sido atacados dos veces por el cáncer fue una bendición y un nuevo despertar, pues encontramos el camino de la alimentación sana. Al comienzo de nuestra enfermedad, nos surgieron muchas preguntas a manera de reproche: nos preguntábamos qué habíamos hecho mal, cómo nos había pasado eso a nosotros y cosas por el estilo. Sin embargo, solamente pudimos responder con más preguntas. Empezamos a buscar alternativas para mejorar nuestra situación tanto espiritual como físicamente. Nos preguntamos cuál era el sentido de nuestra vida y en qué consistía nuestra realidad en ese momento.

Es humano que durante esta etapa oscura de la enfermedad las ideas negativas salgan y comencemos a dudar. Sin embargo, cuando nuestros seres amados nos consuelan y nos recuerdan que no estamos solos, que debemos continuar y luchar por sobrevivir y que debemos reflexionar sobre lo mucho que nos queda por hacer y los planes que tenemos por finalizar, cada día cobra un significado muy especial y el apoyo de nuestros seres queridos se convierte en la clave para no olvidarse de vivir.

No pretendemos ser médicos, tan solo quisimos compartir lo que aprendimos durante nuestra enfermedad y los beneficios que experimentamos con una alimentación a base de plantas. Un buen día, en la cocina, decidimos comunicar nuestras experiencias mediante este libro y develar el secreto de lo maravillosas que son las plantas, tanto para la salud como para el paladar. Quizás este libro no sea del agrado de todos, pero si algún día quieren probar y adoptar algunas de las recetas en su vida cotidiana, verán el impacto favorable que tendrán en su salud, de la misma manera que impactaron nuestras vidas. Aunque superamos este flagelo en periodos diferentes, uno recientemente y el otro hace más de treinta años, nuestra experiencia nos permite dar fe del éxito de involucrar una buena nutrición en el tratamiento contra el cáncer.

La estructura de este libro es sencilla, al igual que su lenguaje. Podemos resumirlo en tres secciones: la primera explica los ingredientes fundamentales, que son simples y comunes; la segunda se ocupa de la desintoxicación corporal; y la tercera presenta recetas y fotos de platillos fáciles de preparar, con un alto valor nutricional y cualidades desintoxicantes. Algunas de ellas van acompañadas de comentarios que las complementan y les dan un soporte científico. Estos adquieren una gran importancia, si tenemos en cuenta la apropiación que cada lector haga de ellos en el plano simbólico.

Terminar este libro nos ha tomado más de dos años. Hemos sido apoyados por un gran grupo de amigos, profesionales de la salud y personas que también trabajan en las producciones discográficas de Draco. Las fotos fueron tomadas bajo luz natural y no tienen retoques digitales y, por lo tanto, cuentan con un aura especial y muy natural. Personalidades reconocidas en los Estados Unidos nos aportaron valiosas recomendaciones, entre las que se encuentran los doctores Harvey Karp, T. Colin Campbell y Dean Ornish.

El doctor T. Collin Campbell, autor del libro *The China Study*, profesor en la Universidad de Cornell y director del estudio más grande en la historia de la epidemiología, afirma que "la mayoría de los cánceres y enfermedades cardio-vasculares y degenerativas pueden ser prevenidas si adoptamos una dieta a base de plantas". Por otra parte, el Dr. Dean Ornish nos dijo un día que no entiende por qué la gente piensa que pedirles a sus pacientes una dieta vegetariana constituye una petición muy drástica, mientras que acepta sin mayores reparos las cirugías y la ingesta masiva de medicamentos, muchas veces durante la vida entera de la persona. Nos pareció muy interesante su observación, ya que tenemos la mala práctica de recurrir siempre a las medicinas antes que a la nutrición.

No debemos olvidar que el ESPÍRITU necesita ser alimentado. El AMOR incondi-cional de nuestra familia y amigos es primordial. Hay días en que nuestras propias emociones e incertidumbre toman la mejor parte de nosotros, pero no debemos desfallecer. Hay que descubrir nuestra verdadera naturaleza como seres humanos y la esencia de lo que realmente estamos hechos, comprendiendo el verdadero significado del poder del amor, de la oración, de la amistad y el significado de la VIDA misma.

"Dios cuida de cada uno de nosotros, como si sólo cuidara de uno, y cuida de todos como de cada uno". San Agustín, Confesiones (III, 12, 19)

La información contenida en este libro no tiene la finalidad de reemplazar las sugerencias médicas; cualquier persona que requiera atención especializada debe consultar a su médico.

UNA NUEVA AMISTAD PARA RENACER

Somos dos seres que el destino uniría por la adversidad, cada uno con un recorrido diferente, pero con una enfermedad en común: el cáncer. Esa es nuestra historia, una historia movida en principio por el deseo de vivir y luego por querer compartir nuestra experiencia y así beneficiar a muchas personas que estén pasando por la dura prueba de ser diagnosticadas con cáncer.

Conocí a Draco en una conferencia sobre salud y nutrición. Era domingo y estaba por irme a casa, cuando el médico con el que trabajaba me preguntó si podía atender a un paciente más, a lo que respondí que sí. Recuerdo que entró y se sentó muy rápido en la silla.

—¿Tú qué haces? ¿A qué te dedicas? ¿Por qué tienes tatuajes? ¿No sabes que eso es malo para la salud porque libera metales pesados que dañan la sangre? —le pregunté, mientras observaba sus manos.

—Soy cantante y me llamo Draco Rosa —me respondió, pero yo nunca lo había escuchado.

—No te hagas más tatuajes —le dije, y me dispuse a analizar su sangre en el microscopio.

Muy a mi pesar me di cuenta de que su sangre se parecía a la de muchos pacientes que tenían cáncer y con quienes yo había trabajado anteriormente. No soy médica y por eso no creí conveniente comunicarle mis sospechas, así que le recomendé que fuera a ver a un doctor inmediatamente y que le hicieran otros tipos de exámenes de sangre. Sin embargo, hablamos de cambiar sus hábitos alimenticios, como evitar los azúcares y los productos lácteos provenientes de animales. Su nuevo estilo de vida se basaría solamente en alimentos derivados de plantas. Al final de la sesión intercambiamos teléfonos y se fue muy triste al ver la condición de su sangre.

Al día siguiente me sentía inquieta y le hablé para saber si había programado una cita con el doctor. Me dijo que estaba saliendo del hospital City of Hope (la ciudad de la esperanza) y le habían confirmado que tenía cáncer. Para Draco, que ha dedicado su vida a la música y a componer canciones que en su mayoría hablan de amor, ese fue uno de los días más tristes que ha vivido. Sin necesidad de que lo expresara con muchas palabras y solo con escuchar su voz, me di cuenta de las fuertes emociones, inquietudes y miedos que rondaban su mente y su corazón. Yo sabía lo que sentía porque pasé por la misma experiencia.

A pesar de lo duro que es el proceso de asimilar la enfermedad, su espíritu estaba combativo y sabíamos que no había tiempo que perder. Quedamos en que nos encontraríamos el fin de semana en su casa con el objetivo de iniciar lo que sería la base, el andamiaje de su recuperación de tan penoso flagelo. Se trataba, en el fondo, de enseñarle cómo debería alimentarse, la especial atención que merece el tema de los azúcares ocultos, el impacto negativo de los diferentes aditivos y preservantes que se encuentran en los alimentos y, especialmente, la forma como promueven el avance del cáncer.

Ese domingo fue un gran comienzo y me llenó de satisfacción. Conocí a su esposa Ángela y ambos se encontraban muy contentos y ansiosos de poder adquirir los conocimientos para mejorar el sistema inmunológico de él, a partir de algo tan elemental como la alimentación. Creí conveniente iniciar contándoles sobre mi experiencia de cuando me diagnosticaron y me dijeron que solamente me quedaban dos meses de vida. De esto ya han pasado más de 27 años. Hoy en día continúo dándole gracias a Dios por mantenerme sana para poder ayudarles a otras personas que están en la misma situación que yo estuve. Para mí es importante compartir todo lo que aprendí de la doctora que me asesoró. Ella también tenía cáncer y solamente con la alimentación se había recuperado.

Draco, con su mirada intensa, ponía atención a todo lo que le decía y tomaba apuntes en un cuaderno negro. Mostraba gran interés por el tema y tenía expectativas de curarse. Más tarde comenzamos a cocinar y a probar los platillos. Su reacción era decir "¡Qué rico! ¡Qué sabroso!", mientras comía con mucho agrado. No obstante, después de varias horas y de tanto comer me dijo: "¿Será posible hacerlo todo líquido? Ya no quiero masticar más". Ese tipo de apuntes siempre lo acompañan y personalmente me hacen mucha gracia.

Ahí me di cuenta de que nunca había conocido a alguien con tantos deseos de aprender y poner en práctica todo lo que estaba descubriendo. De hecho, me sorprendió el entusiasmo y la dedicación al aceptar su nuevo estilo de vida y el plan de alimentación. Nunca renegó o me dijo "Esto no me gusta". Solo decía: "Si es bueno para mí, entonces vamos para adelante hasta la victoria".

Estoy totalmente convencida de que Draco sabía de la seriedad de su enfermedad y estaba consciente de que tal vez la comida no lo iba a curar, pero que definitivamente era la base que sostendría el proceso y al mismo tiempo le ayudaría a reforzar su sistema inmunológico. De esa manera estaría en condiciones para comenzar y resistir cualquier tratamiento que escogiera.

Durante los meses siguientes y simultáneamente con la alimentación especial, Draco encontró un norte, es decir, su deseo de vivir, y tal vez lo más importante: se refugió en Dios. Encontró paz dedicándole tiempo a la Biblia y visitando la iglesia. Esto le traía un nivel de alivio que solamente proviene de la relación con nuestro Señor Jesucristo.

A pesar del dolor, la tristeza y la soledad durante este capítulo de su vida, siempre mantuvo su espíritu guerrero y le hallaba sentido del humor a todas las situaciones. Siempre se mostró positivo y lleno de mucha esperanza. Siempre decía: "Para adelante con Dios".

Simultáneamente, su mundo artístico no dejaba de girar y para sus seguidores él no estaba enfermo. Incluso el 10 de abril de 2011 viajó a México a dar un concierto, a pesar de saber que este viaje lo iba a debilitar y que podría ser

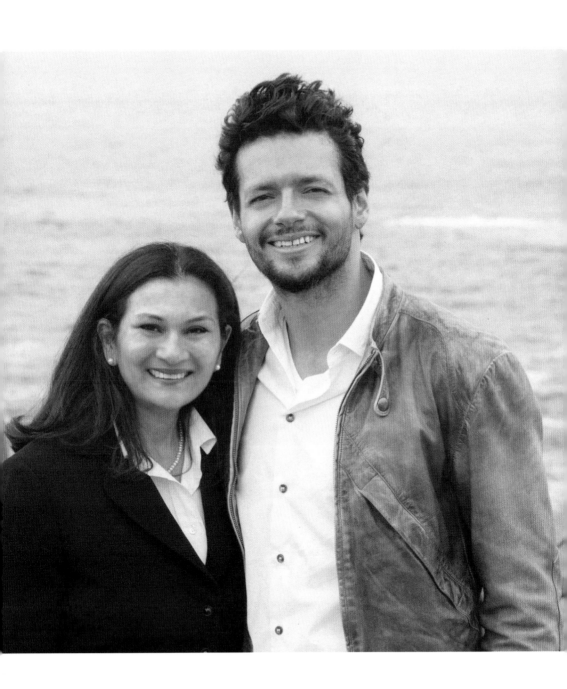

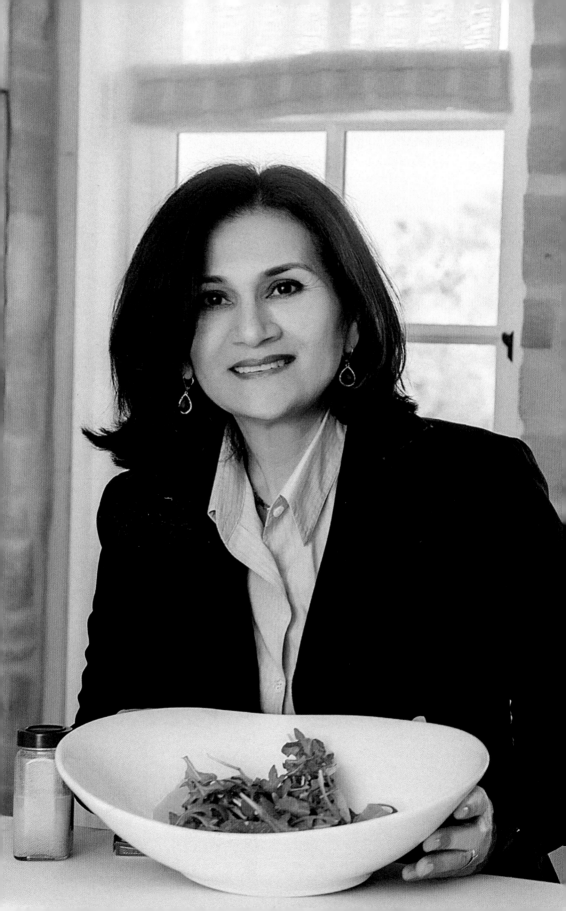

perjudicial para su tratamiento. En efecto, una vez allí se sintió muy débil por el viaje y la altitud. Le era difícil respirar, lo que le preocupaba mucho ya que no tenía la energía necesaria para estar en el escenario.

Al día siguiente me envió un mensaje de texto que decía: "Estoy en el aeropuerto de México saliendo para Los Ángeles. Me tomé mis vitaminas y la clorofila. Perdí unas cuantas libras más y estoy muy preocupado. El show de anoche fue un éxito. La vitamina B12 fue excelente, ya que me dio la energía que necesitaba para terminar el concierto".

Más tarde, alrededor de las ocho de la noche, me escribió: "Estoy contento de estar de regreso en casa, me tomé cuatro onzas de jugo de pasto de trigo (*wheat grass*), un súper jugo verde y dos porciones de sopa. Fue un día muy especial, porque Ángela hizo una pasta con tomate y también una ensalada con aderezo de albahaca… ¡¡Súper delicioso!! ¿Qué puedo decirles? Llegué a casa con mucho apetito. Más tarde me tomaré un té y más clorofila antes de acostarme".

Otro de sus mensajes que me conmovió mucho fue el sábado 23 de abril, decía: "La hemoglobina está a 8, sé que esto es temporal y que necesito ser fuerte. ¡Haré todo lo que esté en mis manos para recuperarme pronto! Tendré que mantener mi espíritu alto. Puedo sentir el amor de Dios por todos lados. Me siento emocionado. Esto es muy diferente de todo lo que había experimentado en toda mi vida. Estoy listo para continuar en mi camino de recuperación. ¡Dios murió por nuestros pecados y sé que él está conmigo!". Y qué decir de este otro: "Me pesé hoy y estoy decepcionado por mi peso, solo 143 libras de flacones. A pesar de todo, tuve una noche muy linda. ¡Alegría total!".

Es increíble que a pesar de su situación siempre terminara las conversaciones con algo positivo. Además, su deseo de compartir con otros sus experiencias era admirable. Así pues, decía: "Tenemos que compartir todo este conocimiento que estoy adquiriendo con el resto de los latinos y enseñarles la importancia de una buena alimentación. Tenemos que documentar todo para que otros se puedan beneficiar también".

De ese modo decidimos juntar nuestros esfuerzos para marcar una diferencia en nuestras vidas y también influir en la de los demás. Nos mantuvimos en contacto todo el tiempo y hablábamos de las emociones que surgen en medio de ese sendero de incertidumbre y de todo lo que se siente cuando uno es afectado por una enfermedad como esta.

El mundo de Draco consistía en estrechar su relación con Dios y en aprender más sobre la nutrición. Incluso amplió tanto su conocimiento que llegó el momento en que él me estaba enseñando a mí también. Siempre experimentaba nuevas formas de consumir los vegetales. Creo que era para hacer más agradable y menos repetitivo el menú. También lo hacía buscando potenciar las virtudes de las plantas. Estos arranques de creatividad terminaban en mensajes como este: "Estoy en casa, preparando una súper ensalada". A través de mensajes de texto me contaba todo lo que le iba poniendo y decía: "Eso parece una bomba, pero bueno, hay que experimentar… Pienso que se me pasó la mano, comí mucho y ahora me duele la barriga". Algunos de sus experimentos salían fabulosos y otros acababan en dolor de estómago. Sin embargo, siempre terminaba con una sonrisa... o una gran carcajada.

Con el paso del tiempo su imagen corporal evidenciaba que algo estaba sucediendo y fue imposible ocultarlo más. Se hizo público su estado de salud y la respuesta del mundo entero no tardó. Debido a las redes sociales, noticieros y segmentos de entretenimiento ocuparon sus espacios por mucho tiempo con este tema. No obstante, algunos especulaban y lo daban por enfermo terminal. Al mismo tiempo, el tratamiento continuaba y muchas veces se hacía insoportable, pero el deseo por sobrevivir, el amor de su familia, de amigos y el incondicional apoyo de todos sus fans le dieron las fuerzas para continuar.

Los días pasaban y Draco, ya cansado de tanto tratamiento y medicinas, sintió un gran deseo de regresar a Puerto Rico, su pueblo adorado. Entonces decidió pasar el verano en su finca. Semanas después, Ángela y sus hijos Redamo y Revel se reunieron con él, aprovechando que ya habían salido de la escuela. Posteriormente, aprovechando su estancia en la isla, visitó a un doctor que tenía un protocolo para el cáncer a base de vitamina C y del que ambos teníamos muy buenas referencias. Entonces decidimos que iniciara dicho tratamiento, todo puesto en manos de Dios y apoyado por una muy buena nutrición.

Meses después se sentía mejor. También comenzó a ganar peso y a ser el mismo de antes. Posteriormente, regresó a California y continuó la rutina de la vitamina C y la nutrición a base de plantas, hasta que los tumores mostraron una gran reducción de su tamaño. Siempre lleno de expectativas, proyectos y pensando en componer música, Draco comenzó a trabajar en el disco *Vida*, una obra que se grabaría con artistas muy famosos en el campo de la música latina.

Con los ánimos por las nubes, se hizo un nuevo escáner. De los tres tumores que tenía, dos habían desaparecido y del tercero solo quedaba un 25%. La recomendación del médico fue hacer una serie de quimioterapias para acabar con lo que quedaba del tumor. Esto, sin embargo, no resultó nada fácil: se requirió de muchas series de quimioterapia y de un trasplante de médula ósea, que se realizó en el hospital City of Hope, ubicado en Duarte, California. También se hizo un nuevo tratamiento, que fue todo un éxito.

Pero luego de un tiempo y casi un año de felicidad y buenas noticias en el plano profesional y personal, el cáncer regresó. Aún recuerdo ese día. No sabíamos por qué o cómo había ocurrido esto. La pregunta fue: ¿ahora qué hacemos? Y la respuesta fue solo una: CONTINUAR LA LUCHA. Recuerdo que le dije: "Tú pareces un resorte que se cae pero se levanta rápido". Posteriormente con mucho sentido de responsabilidad cumplió sus compromisos artísticos en Colombia, México, Estados Unidos, Argentina y Puerto Rico. De regreso a Los Ángeles, se internó en un hospital e inició todo el protocolo para su nuevo tratamiento.

Recuerdo un día que lo visité y salimos de su habitación a caminar, muy cerca, no más de 50 metros, pero se cansó mucho y me decía: "¡Ves! Una semana atrás estaba en el escenario bailando como loco, moviendo las caderas; hoy me canso al dar unos cuantos pasos". Entonces nos reímos.

Los días en el hospital pasaban lentamente. Sin embargo, su espíritu de luchador nunca cambió. Sabía que la comida era importante, pero tener el espíritu muy en alto y fe en que todo iba a salir bien era primordial. También hablábamos de compartir estos momentos y experiencias con todos y solía decirme: "¿Cómo vamos con el libro? ¿Te acuerdas de poner aquellas recetas que hicimos? También tenemos que escribir sobre la importancia de la limpieza del cuerpo. Todo lo nuevo que aprendimos tenemos que incluirlo en el libro… Apúntalo para que no se te olvide".

Ciertamente estamos en un proceso en el que nunca se debe descuidar ningún ámbito, es decir, la nutrición, los tratamientos médicos y la excelente relación con Dios y los demás. Damos gracias a Dios y en este momento somos optimistas. Los resultados son muy buenos y las expectativas son grandes. Ahora bien, la meta es llegar a la recuperación definitiva y en el proceso continuamos con lo que nos ha servido para sobrevivir al flagelo del cáncer… en fin, recibir todo lo que la naturaleza nos da y apropiarnos de sus virtudes para nuestro beneficio.

Para Draco y para mí este libro significa el primer paso de una cruzada que queremos emprender contra el cáncer, teniendo como arma principal la buena nutrición a base de plantas. Esto nos lleva a un nuevo proyecto –muy lindo, por cierto– que es hacer retiros en la Hacienda Horizonte (propiedad de Draco) en Puerto Rico. Es un lugar realmente mágico y maravilloso, un paraíso donde podremos compartir personalmente la experiencia de aprender las virtudes de la alimentación sana contenida en este libro, poder preparar las recetas con los visitantes y, adicionalmente, disfrutar de los espacios de meditación y el contacto directo con la naturaleza, para poder perdernos en su belleza y sentir su poder, alejados del bullicio de las ciudades.

Nena Niessen

INGREDIENTES

HIERBAS Y ESPECIAS

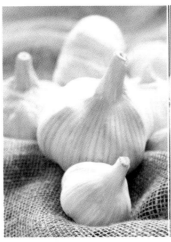 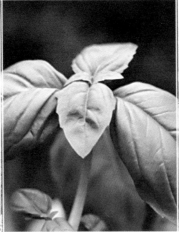 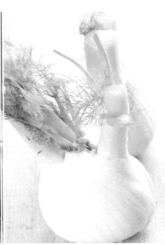

Ajo

Los beneficios del ajo en la salud se fundamentan en una gran cantidad de información que confirma sus propiedades antivirales, antibacterianas y antifúngicas. También es un poderoso antioxidante y estimulante inmunológico con propiedades antiinflamatorias. Varios estudios han demostrado que el extracto de ajo mejora el sistema inmunológico, impulsando nuestras defensas naturales y ayudándonos a conservar buenos niveles de antioxidantes en nuestro organismo.

Albahaca

Se sabe que la albahaca produce una serie de efectos saludables, particularmente en el sistema cardiovascular. Por ser una buena fuente de vitamina A, se afirma que esta hierba ayuda en el mantenimiento de una buena visión y un cabello y una piel saludables.

Anís

El anís ha sido utilizado por siglos tanto en comidas como en medicina. Los antiguos griegos y romanos lo recomendaban para la tos. Actúa como digestivo y ayuda a aliviar los gases intestinales.

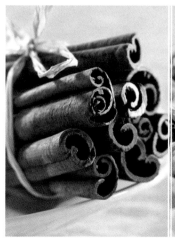
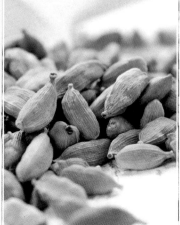
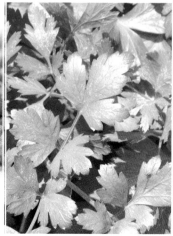

Canela

La canela puede ayudar a las personas con diabetes tipo 2 a controlar los niveles de azúcar en la sangre y a reducir significativamente el colesterol ¨malo¨, LDL, el colesterol total y los triglicéridos (ácidos grasos en la sangre). En algunos estudios, la canela ha demostrado su capacidad de detener la infección producida por la levadura resistente a medicamentos. En un estudio publicado por investigadores del Departamento de Agricultura de los Estados Unidos en Maryland, la canela redujo la proliferación de las células cancerosas de leucemia y linfoma. También tiene un efecto anticoagulante en la sangre.

Cardamomo

El cardamomo aumenta el apetito y alivia la membrana mucosa. También alivia los gases (eructos) y el ardor en el estómago causado por el ajo y la cebolla. Mejora la digestión y estimula el metabolismo. La semilla de cardamomo, mezclada con jengibre, clavo de olor y cilantro, es un remedio efectivo para la indigestión.

Cilantro

El cilantro es un poderoso agente natural de limpieza. Ha sido utilizado con eficacia para ayudar a eliminar metales pesados y otras sustancias tóxicas del cuerpo. Su poderoso beneficio antiinflamatorio puede aliviar los síntomas
de la artritis. El cilantro ayuda a reducir las náuseas, alivia los gases estomacales y es bueno para el proceso digestivo en general.

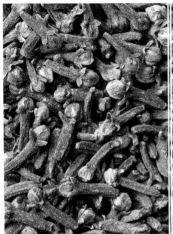 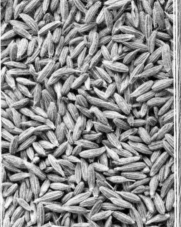 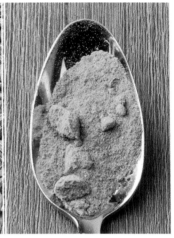

Clavos de olor

Los clavos de olor son estimulantes y tienen propiedades antibacterianas, antivirales, antifúngicas y antisépticas. Son también un anestésico natural, debido a su contenido de aceite de eugenol. En los siglos pasados, se utilizaban a menudo en procedimientos dentales y todavía hoy algunas culturas los usan para aliviar el dolor de muelas. El eugenol compuesto previene los coágulos de sangre y ayuda a mantener una buena circulación sanguínea.

Comino

El comino se ha utilizado para el alivio de trastornos digestivos a lo largo de la historia. Puede ayudar con la flatulencia, la indigestión, la diarrea, las náuseas y las molestias matutinas. También se cree que es una poderosa hierba para el hígado y el riñón y puede ayudar a estimular su sistema inmunológico.

Cúrcuma

Los beneficios que la cúrcuma nos ofrece en la salud provienen de un ingrediente activo llamado curcumina. Este poderoso compuesto le da a la cúrcuma sus beneficios terapéuticos, su color amarillo y su sabor picante. Más específicamente, la curcumina puede tener efectos antioxidentes, antiinflamatorios y antibacteriales, que relajan el estómago y protegen el hígado y el corazón. La cúrcuma reduce la inflamación, dado que reduce los niveles de histamina y a la vez estimula las glándulas suprarrenales para aumentar la producción de una hormona que reduce la inflamación.

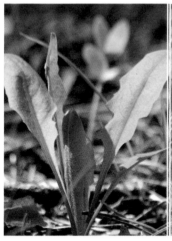 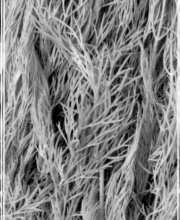 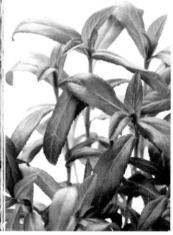

Diente de león

El diente de león ayuda a desintoxicar el cuerpo. Es también excelente para limpiar el hígado y, por lo tanto, muchas recetas lo usan para apoyar procesos de desintoxicación. El diente de león también posee propiedades antiinflamatorias.

Eneldo

El eneldo es rico en sustancias conocidas como monoterpenos, que han demostrado tener propiedades que ayudan a prevenir el cáncer. Los monoterpenos ejercen sus efectos a través de una variedad de mecanismos, entre los que se destaca la activación de enzimas que eliminan las sustancias que causan cáncer. Esto indica que el eneldo puede ayudar a contrarrestar algunos de los efectos carcinogénicos de la exposición diaria a contaminantes y sustancias químicas. El eneldo aumenta la cantidad de orina y, por lo tanto, ayuda al cuerpo a deshacerse de elementos tóxicos.

Estragón

El estragón actúa como un diurético natural y ayuda la digestión. Promueve la producción de bilis por el hígado. Esto favorece la digestión y acelera el proceso de eliminar tóxicos en el cuerpo. Se cree que esta planta es extremadamente valiosa para combatir las lombrices intestinales. Ofrece propiedades curativas para el estómago y el hígado. Ayuda a combatir la fatiga y calma los nervios. Las personas con presión alta pueden usar esta planta como un sustituto de la sal.

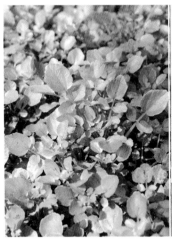 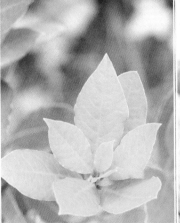 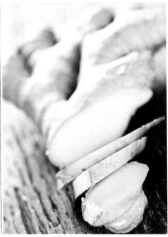

Hinojo

El hinojo es una gran fuente de vitaminas, minerales y fibras dietéticas. Las semillas, hojas y raíces de la planta de hinojo se han usado como agentes medicinales desde la antigua China. Se usa para la congestión, la conjuntivitis, la estimulación del apetito, la prevención de espasmos musculares, y para ayudar en el alivio de gases y el malestar estomacal. Es un antiespasmódico, un diurético, un expectorante y un estimulante. También se usa para pacientes con cáncer después del tratamiento de radiación y quimioterapia para ayudar a reconstituir el sistema digestivo.

Hoja de laurel

La hoja de laurel se utiliza como un remedio de hierbas para los dolores de cabeza. Contiene componentes llamados partenólidos (matricaria), que han demostrado ser útiles en el tratamiento de las migrañas. La hoja de laurel también ha demostrado ayudar al cuerpo a procesar la insulina de manera más eficiente, lo que lleva a reducir los niveles de azúcar. También se utiliza para reducir los efectos de las úlceras de estómago.

Jengibre

El jengibre ha tenido un uso medicinal por más de 5000 años. Uno de los beneficios más pregonados del jengibre es que alivia las enfermedades digestivas. Puede ayudar a digerir los alimentos grasos y a descomponer las proteínas. Es excelente en reducir los gases. Los aceites volátiles del jengibre, a los que se debe su sabor picante, causan la producción de más enzimas digestivas, lo que ayuda con el proceso digestivo en general y neutraliza los ácidos que causan náuseas, calambres e incluso diarrea.

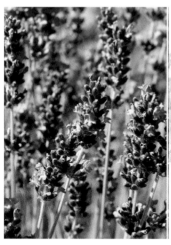
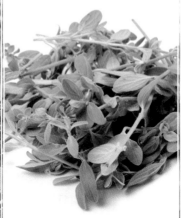
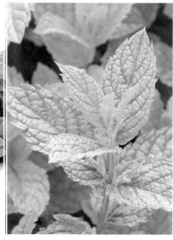

Lavanda

Se alaba con frecuencia a la lavanda como un remedio natural para una gran variedad de padecimientos. Se usa primordialmente para combatir el insomnio, la depresión, la ansiedad y las alteraciones del estado de ánimo. Esto se debe a que, según varios estudios, la lavanda es efectiva para producir efectos calmantes, relajantes y anticonvulsivos en quienes la consumen. Su aceite se puede usar externamente o de manera tópica para una gran variedad de padecimientos. Los aromaterapeutas la utilizan con frecuencia como un tónico en terapias de inhalación para ayudar en trastornos nerviosos y el agotamiento.

Mejorana

Se considera que la mejorana tiene la mejor fragancia de aceite esencial entre todas las hierbas y se usa ampliamente en aromaterapia. También se usa como un aceite para masajes cálidos y relajantes que brindan alivio a dolores musculares. La hoja de la mejorana se usa para aflojar la flema. Es un descongestionante útil en caso de bronquitis, sinusitis y dolores de cabeza. Usada como tónico para el sistema nervioso, se cree que relaja más que el orégano, dado que se usa para relajar los nervios y reducir la tensión y el estrés. Su consumo también tiene la bondad de promover una digestión saludable y trata desórdenes gastrointestinales simples como la pérdida del apetito, la indigestión, la náusea y la flatulencia.

Menta

La menta contiene muchas vitaminas y minerales vitales para mantener un cuerpo saludable y también es un poderoso antioxidante. Esta hierba fresca es rica en vitamina A, C, B12, tiamina, ácido fólico y riboflavina. El ácido fólico es importante para las mujeres, ya que tiene relación con el funcionamiento óptimo de las hormonas. Los cambios de humor pueden estar directamente relacionados con la deficiencia del ácido fólico. La menta se utiliza para facilitar y desbloquear las vías respiratorias, aliviando la congestión, los resfriados y los dolores de cabeza.

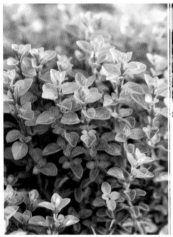 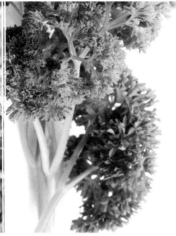 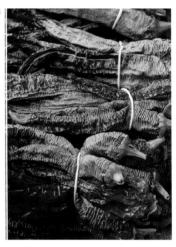

Orégano

El orégano es conocido por tener fuertes propiedades antibacterianas, quizás como resultado de los aceites volátiles que contiene, como el timol y el carvacrol. Se ha demostrado que ambas sustancias inhiben el crecimiento de muchos tipos de bacterias, incluyendo algunas que causan serias enfermedades transmitidas por los alimentos. Se ha demostrado que el orégano tiene más de 42 veces la función antioxidante de la manzana, 30 veces más que la de la papa y 12 veces más que la de la naranja.

Perejil

El perejil es un diurético natural y una excelente fuente de dos nutrientes vitales que son también importantes para la prevención de muchas enfermedades: la vitamina C y la vitamina A. También es rico en ácido fólico, un nutriente crítico para una apropiada división celular, y por lo tanto vitalmente importante para la prevención del cáncer en dos áreas del cuerpo que contienen células de rápida división: el colon y el cérvix.

Pimienta de cayena

La pimienta de cayena aumenta el metabolismo, dado que actúa de inmediato sobre la estructura venosa. Es increíble ver sus efectos sobre el sistema ya que, por un lado, alimenta a los elementos vitales en la estructura celular de los capilares, las venas y las arterias, y, por otro lado, ayuda a ajustar la presión arterial a niveles normales. Así mismo, la pimienta de cayena limpia las arterias, ayudando a eliminar del cuerpo el colesterol malo (LDL) y los triglicéridos. También es ideal para el estómago y el intestino.

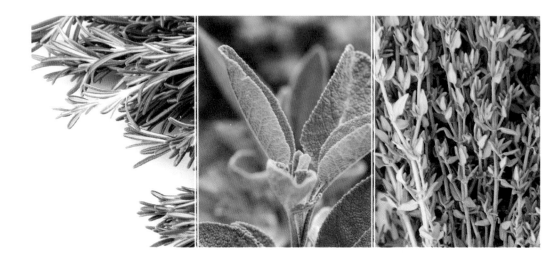

Romero

El romero tiene abundantes propiedades para promover el bienestar: es analgésico, antiséptico, antidepresivo, antiinflamatorio, expectorante, antiviral, afrodisíaco y desinfectante. Sus elementos activos tienen excelentes efectos de limpieza: estimulan la secreción biliar, eliminándola en los intestinos; destruyen microorganismos e incrementan la cantidad de orina eliminada; mejoran el fluido sanguíneo y refrescan y energizan la mente. Estudios indican que el romero es un estimulante ideal de la memoria para adultos y estudiantes. Contiene una serie de elementos secundarios como el carnosol y el ácido carnósico, que actúan para inhibir los radicales libres.

Salvia

La salvia se ha utilizado para una gran variedad de propósitos culinarios y medicinales por miles de años. Se ha usado para aliviar torceduras, inflamaciones, úlceras y sangrados. Como té, la salvia ha sido administrada para mitigar los dolores de garganta y la tos. Los expertos en hierbas también han usado la salvia para tratar el reumatismo, el sangrado menstrual, fortalecer el sistema nervioso, mejorar la memoria y agudizar los sentidos. Estudios clínicos indican que las sustancias que se encuentran en el aceite de la salvia también pueden ofrecer efectos antibacterianos, antifúngicos y antivirales, lo que explica su amplio uso en la medicina.

Tomillo

El tomillo contiene un aceite esencial que es rico en timol, un poderoso antiséptico con cualidades antibacterianas y antioxidantes. El aceite del tomillo se usa en enjuagues bucales para tratar inflamaciones de la boca e infecciones de la garganta. Es un componente común en pastillas para la tos. El tomillo posee propiedades expectorantes, bronquiales y antiespasmódicas, que lo hacen útil en el tratamiento de la bronquitis aguda y crónica, la tos ferina y la inflamación de las vías respiratorias superiores. Todos los miembros de la familia de la menta, incluyendo el tomillo, poseen terpenoides reconocidos por sus propiedades que ayudan a prevenir el cáncer.

BROTE DE PASTO DE TRIGO TRITURADO

El brote de pasto surge al germinar el trigo. De este brote o germinado se extrae su jugo, cuando la grama está aún tierna para evitar que tenga un sabor amargo. Si el sabor es amargo la grama está muy vieja y no tiene la misma potencia que cuando está fresca.

Este jugo contiene una alta concentración de clorofila y minerales. Se sabe que contiene más de 90 minerales, como calcio, selenio, magnesio, zinc, potasio, hierro, silicio, fósforo, entre otros.

La clorofila es uno de los compuestos químicos fundamentales en las plantas. Esta biomolécula es la responsable de su color verde, además es la principal involucrada, junto con la luz, en el proceso de fotosíntesis, mediante el cual las plantas se nutren. La clorofila es una sustancia parecida a la hemoglobina de la sangre. La diferencia que existe entre la molécula de clorofila y la de la sangre es un átomo central que en la sangre es de hierro y en la clorofila es de magnesio. Una onza de jugo de pasto de trigo equivale a una libra de vegetales verdes.

Estos son algunos de los beneficios que se le atribuyen al brote de pasto de trigo:

- Produce una sensación de paz y bienestar.
- Incrementa la energía, tanto mental como física.
- Ayuda a dormir mejor.
- Ayuda a calmar los nervios.
- Contribuye a regular la digestión.
- Favorece el incremento del oxígeno en la sangre, facilita una mejor circulación y elimina toxinas.
- Ayuda a sanar las heridas con mayor rapidez.
- Ayuda a remover depósitos de medicamentos.
- Ayuda a remover metales pesados.
- Remueve las toxinas depositadas en el hígado.

Por el momento no se sabe de ningún efecto negativo relacionado al consumo de brote de trigo. Dependiendo de su salud y la cantidad de toxinas que tenga en su organismo, puede surgir dolor de cabeza o un poco de náusea.

¿Qué cantidad es recomendable consumir?

Se puede comenzar con 30 ml (una onza) al día y ver los efectos y resultados, aumentando a 60 ml (2 onzas al día). Si usted no presenta inconvenientes, puede aumentar la ingesta diaria a 60 ml (2 onzas) y, posteriormente, a tres tomas al día de 60 ml cada una.

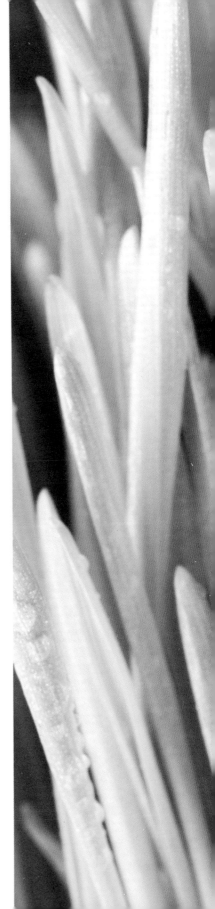

Precauciones que se deben tener en cuenta para obtener mayores beneficios:

- Procure que la grama sea orgánica.
- Asegúrese de que la grama sea tierna y tenga, como mucho, 10 cm de longitud, para que el jugo no sea amargo.

¿Podría conseguir el mismo resultado si mastico la grama en lugar de hacer el jugo?

La fibra es muy dura y, por lo tanto, difícil de digerir. Se puede conseguir en tabletas si no se tolera el sabor; aunque nunca va a ser igual a tomarla cuando está recién extraída. También se puede combinar con otros jugos para transformar o esconder el sabor.

Muchas personas quieren saber si es seguro consumir el jugo, en caso de ser alérgico al trigo. El brote de pasto de trigo no contiene gluten, ya que el gluten se encuentra en el grano y no en la grama. Pero si a usted le preocupa y tiene alergia a la grama, es preferible evitarla o usar la grama del brote de cebada, que se puede preparar de la misma forma.

CÓMO GERMINAR EL PASTO DE TRIGO *(WHEAT GRASS)*

Ingredientes

Semillas de trigo, preferiblemente, orgánicas.

Procedimiento

- Remojar las semillas durante toda una noche (entre 6 y 12 horas).
- En una bandeja o utensilio similar, que tenga 3 o 4 cm de profundidad, ponemos una mezcla de tierra y humus de lombriz o compost orgánico. No necesitamos más que un par de centímetros de tierra.
- Esparcimos las semillas sobre la tierra, luego hacemos un poco de presión con la mano para enterrarlas un poco y las regamos con un atomizador.
- Podemos usar un plástico transparente para cubrirlo y hacer una especie de invernadero. Ponerlo cerca de una ventana para que reciban el sol de forma indirecta.
- Mantener siempre la humedad regando todos los días el cultivo. Si falta agua, el pasto será delgado y amarillo y no servirá. También hay que tener cuidado de no regar demasiado, pues podría salir un moho que dejaría inservible el cultivo para la preparación del jugo.
- Por último, cuando el pasto llegue a los 10 cm, estará listo para cosechar y usar.

Preparar su jugo

Cortamos a 2 cm de la tierra la cantidad necesaria de pasto de trigo (solo la parte verde) y la licuamos a alta velociadad para extraer su jugo. Colar en un lienso y escurrir fuertemente. Debe consumirse inmediatamente o guardar en la nevera la dosis diaria.

Draco y yo consuminos el jugo de brote de pasto de trigo cuando estuvimos enfermos y lo seguimos haciendo. Al comienzo el sabor y olor son muy fuertes, pero uno se acostumbra. Los beneficios de su consumo son excelentes y superiores a cualquier olor o sabor.

LAS LEGUMBRES

Las legumbres tal vez no sean tan exóticas como la carne, pero hoy en día han pasado a tener un lugar muy importante en la mesa de muchos que quieren gozar de buena salud.

Entre las más importantes encontramos la calabaza, berenjena, alcachofa, coliflor, espinaca, lechuga, acelga, apio, ajo, cebolla, lenteja, maíz, entre muchas más.

Actualmente nos estamos dando cuenta de que las legumbres combinadas con los granos tienen una relación perfecta, ya que contienen todos los aminoácidos en excelente proporción. Los aminoácidos son compuestos orgánicos que se combinan para formar las proteínas. El cuerpo humano los utiliza para producir proteínas con el fin de ayudar a reparar tejidos corporales, crecer y sintetizar los alimentos. Además, aseguran el transporte de los nutrientes y la optimización de los carbohidratos, proteínas y minerales. Los aminoácidos se dividen en tres grupos:

Esenciales: El cuerpo no los puede producir y, por lo tanto, tienen que venir de los alimentos.
No esenciales: Los produce nuestro cuerpo.
Condicionales: No son esenciales y son producidos por nuestro cuerpo durante una enfermedad o cuando el cuerpo los necesita.

Las legumbres contienen lisina (*lysine*) en grandes cantidades; este es un aminoácido muy importante que contribuye a la formación del colágeno, y es necesario para la producción de hormonas, enzimas y anticuerpos. El arroz contiene metionina (*methionine*, en inglés), que es un aminoácido esencial. Su función es transportar las grasas hasta las células para convertirlas en energía. Esto la convierte en una proteína completa, estas son las que contienen todos los aminoácidos que el cuerpo necesita para cumplir sus funciones y estar sano.

Beneficios de las legumbres:

- Contienen gran cantidad de fibra, por lo cual se convierten en la comida ideal para los diabéticos.
- Las legumbres son la única comida cuyo contenido de proteína iguala al de la carne y, adicionalmente, son más fáciles de digerir.
- Las legumbres contienen mucho hierro, lo que es ideal para los anémicos.
- Debido a su gran cantidad de potasio, son ideales para personas que tienen hipertensión.
- Contienen mucha fibra que previene el estreñimiento.
- Las legumbres contienen bajo contenido de grasa, que es ideal para quienes deban restringir las grasas.
- Las legumbres son útiles para la prevención de enfermedades gastrointestinales y del cáncer de colon.

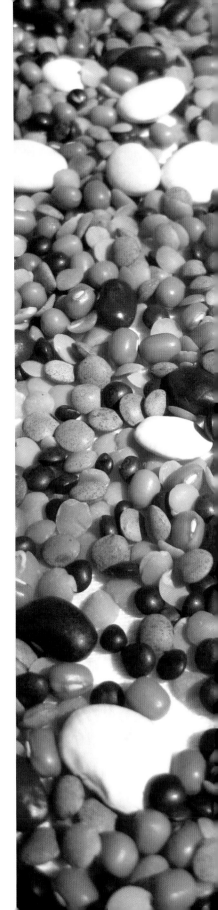

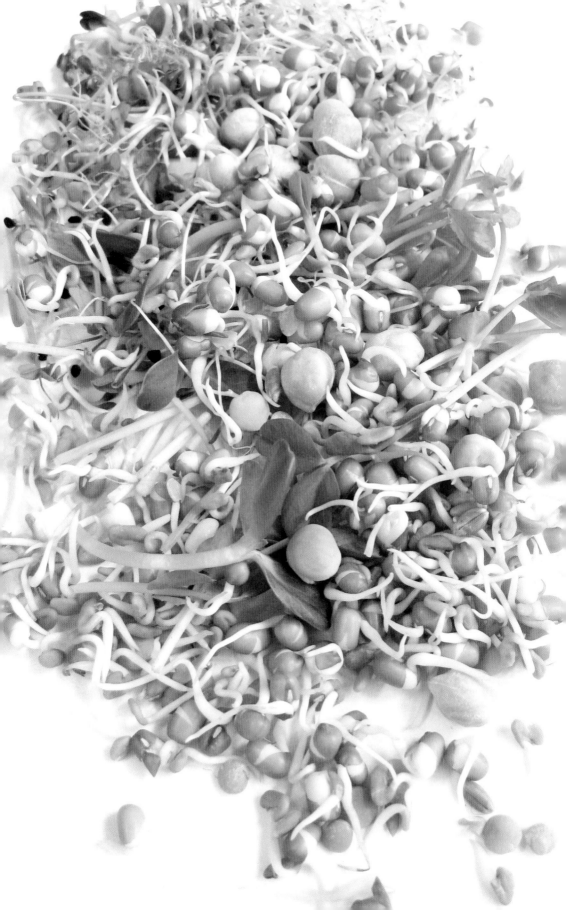

GERMINADOS DE SEMILLAS

Los brotes por mucho tiempo han venido ganando popularidad y hoy son reconocidos como alimentos saludables. Muchas investigaciones han demostrado que los aminoácidos, especialmente los contenidos en los germinados de alfalfa, son beneficiosos, especialmente para las personas que tienen cáncer de páncreas y de intestinos. También se dice que los brotes de semillas aumentan la masa ósea, produciendo huesos fuertes.

Los germinados contienen grandes cantidades de clorofila, que es muy importante para limpiar las impurezas de la sangre. Los germinados pueden ser utilizados de muchas maneras. Por ejemplo, agregándolos a los jugos verdes y a las ensaladas, en vez de usar lechuga. Para obtener el mayor beneficio, tienen que ser consumidos frescos para evitar cualquier tipo de contaminación. Si no tiene tiempo de hacerlos germinar usted mismo, asegúrese de lavarlos muy bien con agua oxigenada de grado de comidas.

La mejor manera de asegurarse de su calidad es haciendo los germinados usted mismo; son muy fáciles de producir. Lo único que va a necesitar es un recipiente de vidrio, agua fresca y pura, un lienzo fino (tipo gaza), para permitir la entrada de oxígeno y semillas orgánicas. Las mejores semillas para germinar son las de alfalfa, girasol, lentejas, fríjol mongo y brócoli.

El proceso de germinar los fríjoles mongo:

Para germinar los fríjoles hay que lavarlos bien y dejarlos remojando por doce horas. Al día siguiente hay que enjuagarlos y dejarlos en un recipiente sin agua y tapados con un lienzo que deje circular el aire y les permita escurrir. Después hay que enjuagarlos y colarlos todos los días, dependiendo del clima para que conserven la humedad y no se sequen. Cuando el brote tenga entre 3 y 5 cm estará listo para ser consumido. La mayoría de semillas germinan en este proceso.

Proceso de semillas de girasol:

Remojar las semillas por 12 horas y esperar que salga el brote. Después hacer un amasijo con tierra orgánica. Poner una capa de tierra, sembrarlas, poner agua y otra capa de tierra y taparlas con un lienzo, agregándoles más agua. Una vez que salga el brote verde, retire el lienzo y póngalo afuera sin que le dé el sol directo por cuatro días, para que crezca. Asegúrese de regarlos con agua para que la tierra no se seque, tampoco los deje crecer mucho, porque se perderá el valor nutritivo. Los brotes representan el milagro del nacimiento.

En la Biblia, en el Libro de Daniel, se lee que cuando Dios le dio a Nabucodonosor la victoria sobre el rey Juaquín de Judá en 605 a.C., el monarca Babilónico tomó algunos de los príncipes, jóvenes bien parecidos, saludables e instruidos, a fin de enseñarles la cultura y el idioma de los caldeos, y, de ese modo, hacer que fueran útiles al servicio del rey. Entre ellos estaban Daniel y sus tres amigos. Daniel se propuso no contaminarse con la comida que le ofrecían de la mesa del rey; le dijo al encargado de la cocina que por diez días solo le sirvieran legumbres y vegetales para comer y agua para beber. Pasados los diez días, fueron presentados ante el rey y fueron hallados diez veces más sabios, inteligentes y saludables que todos los magos y astrólogos que había en todo su reino.

LAS NUECES

Para obtener el mayor beneficio de las nueces es necesario remojarlas en agua filtrada, para que se puedan digerir mejor. La piel de algunas nueces contiene enzimas que son difíciles de digerir. El proceso de remojarlas también disminuye el sabor amargo que tienen algunas nueces.

Generalmente, las almendras se remojan entre 4 y 8 horas. Las nueces que contienen más grasas, como las nueces de Brasil y las pacanas, se saturan más rápido. Por lo tanto, no necesitan más de 2 o 4 horas. Se recomienda remojar solamente la cantidad que va a ser utilizada durante el día. Las nueces pueden ser utilizadas de muchas maneras, ya sea haciendo leche con ellas, como base para hacer postres nutritivos, o deshidratándolas.

El proceso de deshidratar las nueces:

Una vez que las nueces han sido remojadas, ya están listas para deshidratarlas. Si quiere agregarles especias hay que recordar que cualquier especia que se use va a intensificar el sabor y puede ser muy fuerte. El número de horas para deshidratar con éxito depende de la temperatura ambiental. Es preferirle deshidratar en días secos. Normalmente, la temperatura para deshidratar es 46°C (115°F), durante 24 o 36 horas. Se debe beber mucha agua (4 o 5 vasos al día) cuando consumimos productos deshidratados. El agua hace que los nutrientes se asimilen facilmente, por esto es complementario e igual de importante a comer sanamente.

ADITIVOS

Los aditivos están en casi todos los productos que consumimos y es importante identificarlos, ya que tenemos derecho a saber qué estamos comiendo. Algunas veces los empacan en envases que se ven muy inocentes, pero la realidad es que son muy peligrosos.

PRODUCTOS ENVASADOS

Para aquellos que consumen productos envasados es muy importante aprender a leer las etiquetas y ver la fecha de caducidad del producto, así como los ingredientes y su forma de conservación. Conocer todos estos datos es importante si nuestro objetivo es mejorar nuestro sistema inmunológico. Es muy práctico ir al mercado y comprar una caja de leche de almendras ya hecha, en vez de remojar las almendras y hacer la leche uno mismo. Sin embargo, cuando usted mismo hace la leche conoce la calidad de las almendras, la calidad del agua y no va a usar ningún conservante. Queremos llamar una atención especial al ingrediente conocido como carragenina, o *carragean*, normalmente usado en muchos productos naturales para espesar líquidos como sopas, leches envasadas y pastas de dientes, entre muchos otros. Es preferible evitar consumir cualquier producto que contenga carragenina, ya que se le atribuyen efectos negativos, como el crecimiento rápido de tumores, problemas digestivos e inflamaciones.

EL AZÚCAR Y OTROS EDULCORANTES

Hoy en día hay una gran cantidad de azúcares en el mercado y se vuelve casi imposible saber cuál es el más saludable. Nuestra recomendación es la siguiente: si no puede leer o pronunciar los ingredientes es mejor evitarlos. Muchas compañías se han aprovechado de nuestro poco conocimiento de nutrición para vendernos productos endulzantes diciéndonos que son azúcares buenos para nuestra salud, pero eso es falso. Podemos asegurar que ningún azucar es bueno. El azúcar refinado no contiene ningún nutriente y lo que hace es quitarle los nutrientes al cuerpo para que este la pueda procesar. El consumo del azúcar desequilibra la armonía del cuerpo.

Les recomendamos leer *The Sugar Blues* (se traduce al español como "La melancolía del azúcar"), escrito por William Dufty, es un libro muy interesante y educativo que trata de los múltiples sufrimientos físicos y mentales causados por el consumo de los azúcares refinados. En ocasiones usamos la hoja de stevia para endulzar jugos naturales porque viene directamente de la planta y, por lo tanto, se considera natural. Sin embargo, en realidad es mejor evitar todo tipo de azúcar.

LOS ACEITES

Es muy común usar mucho aceite para preparar los alimentos, sin pensar en las consecuencias negativas que estos pueden causar en nuestra salud. Como medida de precaución, se recomienda reducir la cantidad de aceite consumido diariamente. Recuerden que el aceite de oliva es para utilizar sin ser calentado, y no para cocinar con él. Aunque sea considerado saludable, tampoco debemos abusar de la cantidad.

LA SAL

Según la historia, la sal tenía un valor muy importante, ya que el Imperio romano la utilizaba para pagar a los soldados, y de allí viene la palabra "salario". Hoy en día generalizan que la sal es la responsable de muchas enfermedades como la hipertensión, la gota, desgaste de los huesos, etc. La sal, en su estado natural, contiene más de 80 minerales, pero al ser industrializada y refinada, estos minerales son alterados e incluso eliminados completamente.

El proceso de refinamiento de la sal implica el uso de productos químicos blanqueadores y aditivos para que no se solidifique, como el aluminio, el silicato o el calcio de aluminio. Estos son considerados metales pesados y destruyen nuestra salud, causando enfermedades degenerativas. Además, como el aluminio es amargo, le añaden azúcar para que sepa mejor. La mejor sal es aquella que no ha sido procesada. La sal que nosotros usamos y recomendamos es la sal conocida como Himalaya, sal rosada o sal andina, que viene de las minas de las montañas los Himalayas, o la sal de mar. Tampoco tiene que ser usada en exceso.

EL GLUTAMATO MONOSÓDICO (MSG, POR SU SIGLA EN INGLÉS)

El MSG es una sal de sodio que se obtiene a partir de la fermentación de la caña de azúcar y algunos cereales. Se utiliza para abrir el apetito, intensificar el sabor de los alimentos y conservarlos mejor. En las etiquetas se puede identificar bajo el numero E-621, pero no su cantidad exacta, a menos que contenga el 100% de concentración. Su consumo en exceso produce dolores de cabeza, migrañas, espasmos musculares, náusea, alergias, anafilaxis, ataques epilépticos, depresión e irregularidades cardiacas. Para que no se advierta su presencia en los alimentos procesados, se esconde bajo los siguientes nombres:

- Proteína hidrolizada
- Extracto de levadura (con el número E-621)
- Proteína vegetal hidrolizada
- Proteína de maíz hidrolizada
- Caseína hidrolizada
- Gluten de maíz
- Soya hidrolizada
- Proteína texturizada
- Extracto de levadura

LA PROTEÍNA ANIMAL Y LA PROTEÍNA VEGETAL

Muchos consideran que el consumo de proteínas en nuestra dieta debe ser constante. Se dice que la carencia de proteína animal disminuye la masa muscular y el metabolismo; otros dicen que produce bajo rendimiento físico e intelectual, causando fatiga y el deterioro general de nuestro organismo.

Se preguntarán, entonces, cuánta proteína debemos consumir si es tan importante. En la actualidad muchos estudios han demostrado que la cantidad de proteínas que nuestro organismo necesita es muy poca. Esto no nos debería sorprender, ya que la mejor comida para nuestros bebés es la leche materna, que contiene solamente 6% de proteínas. Por otra parte, cuando más la necesitamos es cuando estamos en el proceso de desarrollo.

Una pregunta muy común que nos hacen, especialmente cuando la gente está considerando una nutrición a base de plantas, es la siguiente: ¿De dónde obtengo la proteína?

Nosotros respondemos con una pregunta: y animales tan fuertes como el caballo, el elefante, la vaca, el gorila o la jirafa... ¿de qué se alimentan?... ¡De plantas! ¿Alguna vez se ha visto a alguno de ellos comiendo una pierna de pollo o un jugoso pedazo de carne? ¡Claro que no! Ellos se alimentan de hierbas, frutas y vegetales.

Según el Dr. T. Colin Campbell, autor del libro *The China Study*, nutricionista de la Universidad de Cornell y director del estudio más grande en la historia de epidemiología, "la mayoría de todos los cánceres, enfermedades cardiovasculares y enfermedades degenerativas pueden ser prevenidas si adoptamos una dieta a base de plantas". La principal diferencia que existe entre la proteína animal y la proteína vegetal está en la cantidad de aminoácidos.

La proteína animal:

Tiene una combinación equilibrada de todos los aminoácidos, por lo que es considerada la proteína más completa. Al mismo tiempo, la proteína animal está asociada, generalmente, con un alto contenido de grasa y a su consumo se le atribuye un alto riesgo de padecer ciertas enfermedades, incluyendo la presión arterial alta y problemas del corazón. No tiene fibras y, por lo tanto, no ayuda a eliminar los radicales libres del cuerpo. Contribuye, especialmente, al desarrollo del cáncer de colon y la acumulación de impurezas en el hígado y los riñones. Al comer las proteínas animales ingerimos también todos los desechos del metabolismo celular presentes en los tejidos que el animal no ha podido eliminar antes de morir. El problema actual son las condiciones en que estos animales viven y la cantidad de antibióticos que les son inyectados para mantenerlos sanos y que nosotros también consumimos al comer esta carne.

La proteína vegetal:

Tiene dos aminoácidos menos y, por lo tanto, es considerada como proteína incompleta. Pero una variedad de vegetales ricos en proteínas puede proporcionar todos los aminoácidos esenciales. La proteína de origen vegetal es una fuente excelente de fibras, tiene sustancias activas, como los antioxidantes y no tiene colesterol. Su contenido de grasas saturadas y es muy fácil de digerir. Adicionalmente, sobrecargan menos el hígado y los riñones. La cantidad de proteínas en algunos vegetales es muy comparable a la catidad que hay en los animales.

Porcentaje de proteínas:

Los fríjoles negros contienen un 26%.
Los espárragos contienen un 51%.
La espinaca contiene un 57%.
El brócoli contiene un 42%.

PRODUCTOS LÁCTEOS

El tema de la leche ha creado muchas controversias. Muchos se preguntan si realmente necesitamos consumir leche para tener huesos fuertes. Hoy en día, y después de muchos estudios realizados por científicos muy conocidos, entre ellos el Dr. T. Campbell, se tiene una opinión muy fuerte sobre los riesgos a que nos exponemos al consumir productos lácteos, entre ellos el cáncer de próstata, cáncer de mama, cáncer de ovario, asma, diabetes, alergias, estreñimiento, enfermedades del corazón, entre otras. Esto se debe a que las dioxinas que contienen aumentan el riesgo de desarrollar cáncer; estas son contaminantes ambientales peligrosos que forman parte de los llamados contaminantes orgánicos persistentes (COP) con elevado potencial tóxico. La experimentación ha demostrado que afectan a varios órganos y sistemas. El Doctor Bernard, presidente de la Organización de Médicos de Medicina Responsable, también concuerda en que consumir productos lácteos contribuye a debilitar nuestra salud. Y dice: "Es muy difícil imaginarse que tomar leche es el único vehículo que es utilizado para obtener calcio en nuestros cuerpos". Entonces debemos sustituirla por alimentos que contengan calcio como vegetales, almendras, coco, repollo, coliflor, brócoli, col o lechuga.

EL ALMIDÓN

El almidón es el componente de los alimentos que se convierte en azúcar y sabemos lo que este causa en nuestro cuerpo. Por ejemplo, los enfermos de diabetes no deben consumir papa, maíz o arveja, porque cuentan con un alto contenido de almidón. Los alimentos que contienen menos almidón se caracterizan por tener mayor cantidad de agua y por su alto nivel de vitaminas, minerales y fibra. Además, contienen pocas calorías pero tienen un gran valor nutritivo. Normalmente si mezclamos alimentos con almidones y frutas se producen flatulencias y dolores abdominales. Por el contrario, los vegetales con menos almidón son más saludables al combinarlos con frutas.

Lista de vegetales con bajo contenido de almidón

- Brotes de alfalfa
- Alcachofas
- Corazones de alcachofa
- Espárragos
- Brócoli
- Judías (fríjoles verdes, amarillos o habichuelas)
- Brotes de fríjoles
- Col de Bruselas
- Repollo
- Coliflor
- Apio
- Repollo chino
- Pepino
- Berenjena
- Cebollines verdes
- Diente de león
- Acelga suiza
- Jícama (*Mexican potato*)
- Puerro
- Lechuga (de colores verdes fuertes)
- Cebollas
- Pimentón (todas las variedades)
- Rábanos
- Guisantes
- Espinaca
- Calabaza
- Tomates (todas las variedades)
- Berro
- Calabacín

PREGUNTAS Y RESPUESTAS

¿En qué clase de utensilios puedo guardar la comida sobrante?
Lo más recomendable es guardalos en recipientes de vidrio, porque son mas higiénicos. El material no es poroso y no hay residuos de alimentos ni olores.

¿Cuánto vino puedo consumir?
Aunque muchos doctores dicen que una copa de vino es buena para el corazón, si el objetivo es limpiar el cuerpo de impurezas e incrementar el sistema inmunológico, es recomendable evitarlo.

¿Qué alimentos tienen mayor valor nutritivo, los crudos o los cocinados?
Los dos tienen sus beneficios. En algunos vegetales los antioxidantes se activan cuando son cocinados, como en el caso de las zanahorias y los tomates. También es verdad que hay más variedad de alimentos cocinados para consumir. Sin embargo, los vegetales crudos se caracterizan por su alto nivel de enzimas, que son muy beneficiosas para la salud y son más fáciles de absorber por el cuerpo.

¿Cómo puedo obtener suficiente proteína con este nuevo estilo de alimentación?
Consumiendo legumbres y todo tipo de vegetales.

¿Puedo remplazar los vegetales por esos polvos verdes envasados que se encuentran en el mercado?
Lo sintético nunca podrá remplazar lo verdadero y natural. Es más recomendable consumir vegetales frescos y preparar los jugos verdes usted mismo.

¿Puedo usar el microondas para calentar mis alimentos?
Calentar los alimentos a través del microondas implica la desestructuración molecular de los

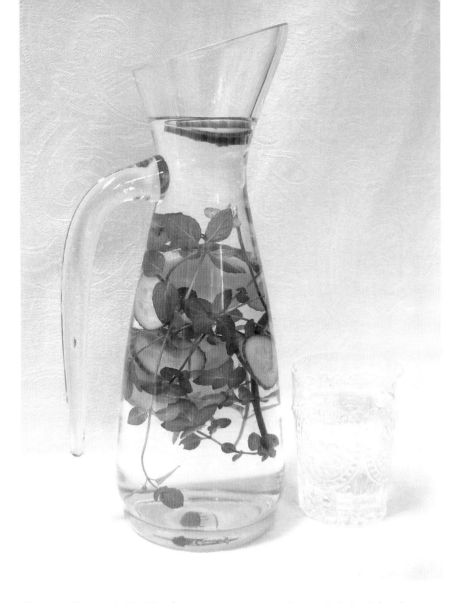

alimentos. Esta desvitalización afecta nuestro organismo, las propiedades de los alimentos se alteran y así también los beneficios que proporcionan a nuestro cuerpo.

¿Por qué cuando como vegetales la barriga se me inflama?

Sucede porque no se mastican bien los alimentos y el cuerpo no produce las enzimas digestivas suficientes para hacer la digestión.

¿Si consumo muchos vegetales ricos en fibra me estreñiré?

Es posible, pero se evita aumentando la cantidad de agua que se consume.

¿Es seguro consumir los productos envasados o procesados?

No es seguro, los alimentos envasados son procesados y requieren de altas cantidades de preservantes, azúcares refinadas y sintéticas y glutamato monosódico. Todos estos aditivos son perjudiciales para el cuerpo humano porque alteran su funcionamiento y desequilibran el metabolismo.

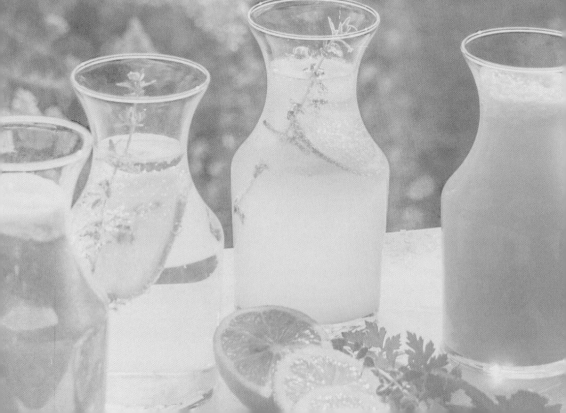

DESINTOXICACIÓN

¿QUÉ ES DESINTOXICARSE?

La desintoxicación es un proceso natural de nuestro cuerpo que sirve para limpiar el organismo de residuos, impurezas y excesos perjudiciales. El cuerpo lo hace a través de los denominados filtros orgánicos como los pulmones, el hígado, el colon, los riñones y la piel. Todos ellos depuran nuestro cuerpo de toxinas a través de su funcionamiento normal.

Este proceso normalmente es silencioso pero se puede llegar a sentir síntomas molestos como fiebre, erupciones cutáneas, gripa e incluso manifestaciones emocionales como ira, tristeza y miedo. La acumulación de toxinas que se genera por los excesos a los que sometemos nuestro cuerpo y que nuestros filtros naturales no son capaces de excretar hace que se tomen medidas extremas, forzando a las células y órganos a reaccionar mediante la enfermedad. Normalmente viene la medicación para los síntomas, pero esto es contradictorio porque los medicamentos frenan los procesos naturales de limpieza, suprimiendo el sistema inmunológico y reteniendo las toxinas que más tarde traerán problemas serios de salud.

Cuando el cuerpo se sobrecarga de toxinas, requiere más esfuerzo para el ciclo natural de depuración. Los órganos principales simplemente abandonan la lucha y se convierten en "enfermos". Este es el primer paso para la fatiga crónica, enfermedades autoinmunes (el cuerpo se ataca a sí mismo) y hasta el cáncer.

Dejar descansar a los órganos no significa que tenemos que morirnos de hambre; la intención es darles unas buenas vacaciones para rejuvenecerlos y ver con el resultado que el proceso vale la pena. Es triste pero en la actualidad nos preocupamos más por nuestro automóvil y le cambiamos los filtros y el aceite para que funcione mejor y nos dure más tiempo. Pero ¿qué pasa con nuestros filtros? Es necesario que los cuidemos y los limpiemos por lo menos 4 veces al año. Solamente le estamos sugiriendo que lo haga por 3 días (que no es mucho tiempo), aunque lo ideal es una semana. Así podrá obtener los grandes beneficios, como una piel mas nítida y sana, claridad mental y el incremento en la energía física.

Realmente es necesario que se limpien esos filtros para que nuestro organismo pueda desechar las impurezas fácilmente y se mantengan los órganos sanos.

Afortunadamente Dios nos bendijo con tantas plantas que tienen excelentes propiedades medicinales y que nos ayudan a eliminar toxinas y a reparar nuestro sistema. Por ejemplo, las alcachofas, el tomillo, el diente de león, el boldo o la arenaria son plantas que, con solo tomarlas como té, le ayudarán a limpiar los filtros. También podrán ser parte de su rutina después de haber terminado con los tres días de la limpieza que estamos sugiriendo. Los medicamentos son importantes y necesarios en ocasiones, pero también dependeríamos menos de ellos si nuestros órganos funcionaran mejor. Por ejemplo, en el caso de los dolores de cabeza lo primero que hacemos es tomar medicamentos. Sin embargo, es muy probable que el verdadero problema sea que estamos deshidratados y con solo tomar agua se nos quita el dolor. En nuestras manos está el futuro de nuestra salud. Démonos la oportunidad de ver los milagros que los alimentos naturales pueden hacer por nosotros.

MENÚ PARA A AYUDAR A ELIMINAR IMPUREZAS DEL CUERPO

PRIMER DÍA

7:00 am	Tomar 235 ml (8 onzas) de agua tibia con limón.
8:00 am	Tomar 235 ml (8 onzas) de súper jugo de Draco.
9:30 am	Tomar un té de manzanilla o de menta.
11:30 am	Almorzar – Ensalada de coliflor con hierbabuena y cilantro.
2:00 pm	Tomar 235 ml (8 onzas) del Súper jugo de Draco.
3:00 pm	Té de manzanilla o de menta.
5:00 pm	Cenar – Una taza de sopa de vegetales.
	Ensalada de repollo.
7:00 pm	Tomar una taza de consomé de vegetales.

SEGUNDO DÍA

7:00 am	Tomar 235 ml (8 onzas) de agua tibia con limón.
7:30 am	Tomar 235 ml (8 onzas) de agua con semilla de linaza;
	Mezclar taza y media de agua con una cucharadita de semillas de linaza y hervirla.
	Dejarla reposar y tomar solamente el agua.
8:30 am	Tomar 235 ml (8 onzas) de súper jugo de Draco.
10:00 am	Tomar un té de manzanilla o de menta.
11:30 am	Almorzar – Ensalada de coliflor.
2:00 pm	Tomar 235 ml (8 onzas) de súper jugo de Draco con una onza de brote de pasto de trigo
3:00 pm	Té de diente de león.
5:00 pm	Cenar – Una taza de sopa de vegetales.
	Ensalada de repollo.
7:00 pm	Tomar una taza de consomé de vegetales.

TERCER DÍA

7:00 am	Tomar 235 ml (8 onzas) de agua con semilla de linaza.
8:00 am	Tomar 235 ml (8 onzas) de súper jugo de Draco.
9:00 am	Tomar un té de manzanilla o de menta.
11:30 am	Almorzar – Ensalada de coliflor.
2:00 pm	Tomar 235 ml (8 onzas) de Súper jugo de Draco con una onza de brote de pasto de trigo.
3:00 pm	Té de diente de león.
5:00 pm	Cenar – Una taza de sopa de vegetales.
	Ensalada de repollo.
7:00 pm	Tomar una taza de consomé de vegetales.

LISTA DE COMPRAS PARA LAS RECETAS

Verduras de hojas verdes
Acelgas
Acedera (*Sorrel*)
Berro
Col rizada
Diente de león
Espinaca
Lechugas
Repollo chino
Repollo rojo
Repollo verde
Rúcala

Vegetales
Alcachofas
Apio
Calabaza
Aguacate
Batatas
Berenjenas
Brócoli
Calabacín
Cebollas
Col china (*bok choy*)
Coliflor
Guisantes
Hinojo
Hojas de remolacha
Gombo (*Okra*)
Pimentón
Puerro
Rábano
Remolacha amarilla
Repollo de Bruselas
Tomates

Granos
Arroz integral
Avena
Cebada
Escanda (espelta)
Kamut (trigo *turgidum*)
Mijo (*millet*)
Quinua
Sorgo
Trigo sarraceno (*buckwheat*)

Hierbas frescas
Albahaca
Cilantro
Comino
Culantro
Eneldo
Estragón
Hierbabuena
Hoja de laurel
Menta
Orégano
Romero
Tomillo

Plantas para hacer té
Cilantro
Diente de león
Escaramujos (*rose hip*)
Flor de manzanilla
Hierbabuena
Hoja de limón
Hoja de tilo
Hoja de valeriana
Hojas de moringa
Jengibre
Menta
Palo de Arco (Pau d´Arco)

Fríjoles
Fríjoles blancos
Fríjoles negros
Fríjoles rojos
Fríjoles de fava
Fríjoles de lima
Fríjoles de mung
Lentejas amarillas
Lentejas belugas
Lentejas francesas
Lentejas rojas
Lentejas verdes

Semillas
Chía
Linaza
Semillas de ajonjolí
Semillas de cáñamo
Semillas de girasol

Frutas
Todo tipo de fresas
Guanábana
Lima
Limón
Manzana
Papaya
Papaya verde
Pera
Toronja

Nueces
Almendras
Avellanas
Nueces de Brasil
Nueces de Macadamia
Nueces o "cerebros" (*walnuts*)
Piñones

RECETAS

DESAYUNOS

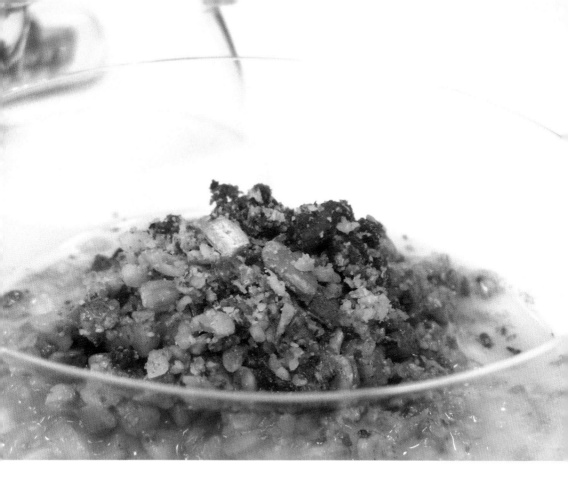

CEREALES DE TRIGO SARRACENO

Ingredientes:

- ½ taza de trigo sarraceno
- 1 taza de agua
- ½ taza de leche de almendra
- 1 cucharadita de semillas de girasol picadas

- 1 cucharadita de cerezas de goji (*Goji berries*)
- ½ cucharadita de canela en polvo
- 1 cucharadita de miel de Manuka
- 2 cucharadas de semillas de ajonjolí

Preparación:
En un recipiente hervir el agua y agregar el trigo sarraceno. Cocinarlo por unos 5 minutos y agregarle la leche de almendra. Cuando esté blando, agregarle el resto de los ingredientes y servirlo inmediatamente.

Beneficios del trigo sarraceno:
El trigo sarraceno es muy rico en proteína y contiene minerales como el magnesio, el potasio, el fósforo y el hierro. También es muy rico en vitaminas B1, B2, B3 y B6. Este cereal es recomendado para aquellas personas convalecientes que necesiten recuperarse rápido.

Este cereal da energía y por eso no es recomendable consumirlo de noche.

GRANOLA DE AVENA

Ingredientes:
- 1 manzana verde pelada y cortada en pedacitos
- 5 ciruelas cortadas en pedacitos
- ½ banano
- 1 cucharadita de canela
- 1 cucharadita de extracto de vainilla
- 1 cucharadita de ralladura de cáscara de limón
- 1 cucharadita de sal
- ½ taza de semillas de girasol
- ½ taza de almendras picadas
- 1 taza de avena (la más gruesa)
- 1 taza de pasas orgánicas

Preparación:
En una licuadora poner la manzana, las ciruelas, el banano, la canela, la vainilla y el rallado de limón. Licuar muy bien. Transferir la mezcla en un recipiente y mezclar el resto de los ingredientes. Poner la mezcla sobre una hoja de papel pergamino y dejar en el deshidratador por 12 horas a 46°C (115°F). Servirlo con fresas al gusto y leche de almendra.

AVENA CON MIEL DE MANUKA

Ingredientes:
- ½ taza de avena gruesa
- 1 taza de agua
- ½ taza de leche de avellana con almendra
- ½ cucharadita de canela en polvo
- 1 cucharadita de miel de manuka
- 2 cucharadas de almendras en rodajas
- ¼ de cucharadita de aceite de coco

Preparación:
En un recipiente, hervir el agua y agregarla a la avena y las almendras. Cocinar hasta que estén más o menos tiernas (3 minutos, aproximadamente). Cuando esté blando, agregar el resto de los ingredientes.

Si no encuentra miel de manuka use miel sin azúcar adicionada. Tiene que ser 100% natural.

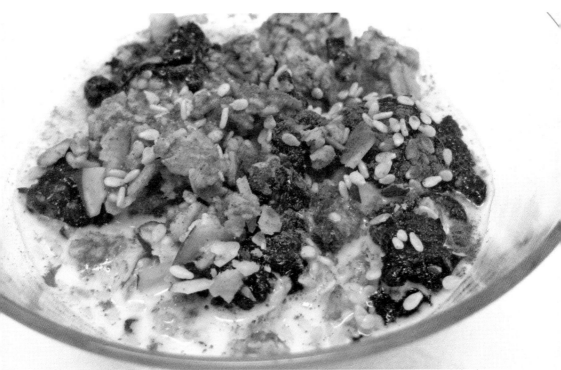

Granola de avena

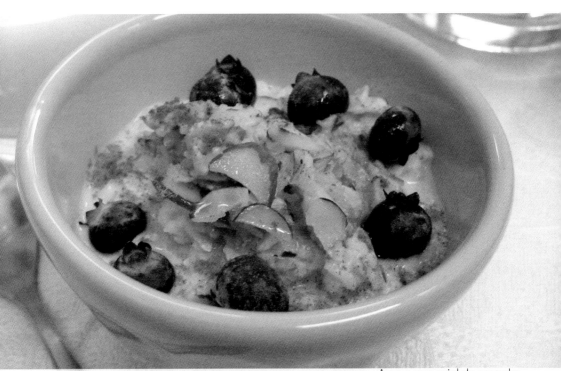

Avena con miel de manuka

BEBIDAS

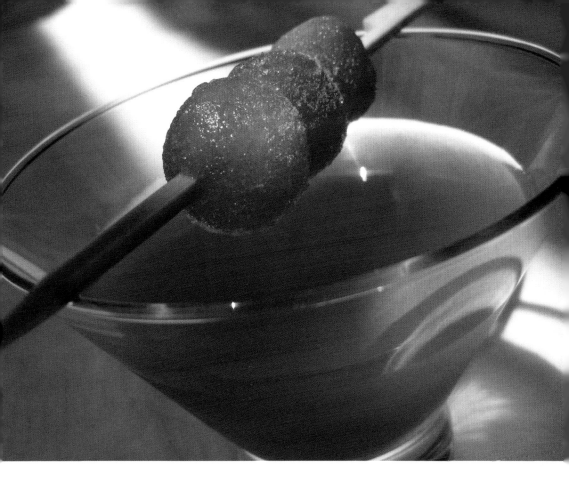

JUGO DE SANDÍA

Ingredientes:
- 1 sandía mediana
- 2 pepinos
- 1 taza de hielo
-    El jugo de dos limones

Preparación:
Pelar y cortar la sandía en pedazos pequeños y quitarle las semillas. Pelar los pepinos, remover las semillas y cortarlos en pedazos pequeños. En una licuadora poner la sandía, el pepino, el jugo de limón y el hielo. Licuar bien y servir.

Combinar la sandía con limón y pepino la hace más tolerable para quienes no pueden comerla debido a su alta cantidad de azúcar.

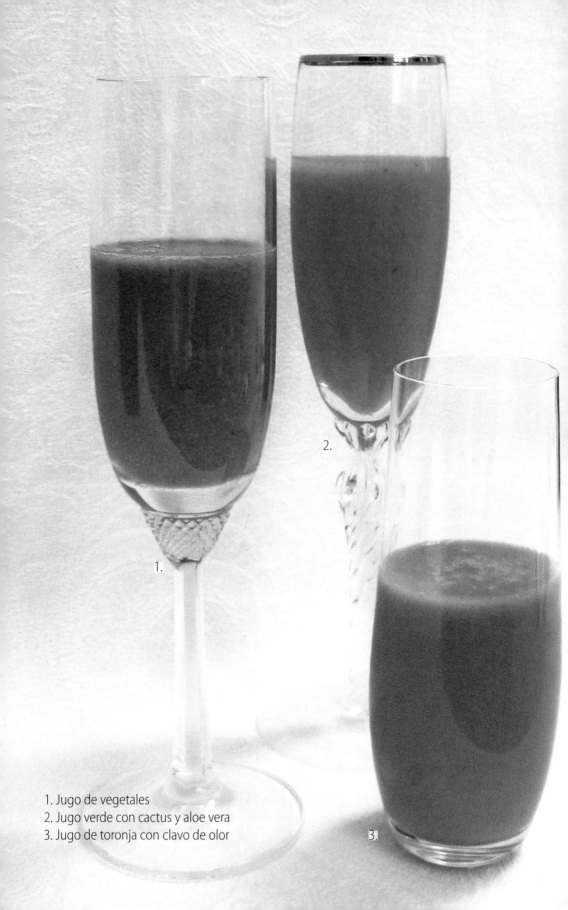

1. Jugo de vegetales
2. Jugo verde con cactus y aloe vera
3. Jugo de toronja con clavo de olor

JUGO DE VEGETALES

Ingredientes:

1	pepino cohombro sin semillas y pelado
4	ramas de apio
2,5	cm (una pulgada) de jengibre
1	taza de germinados de girasol
15	cm (6 pulgadas) de aloe vera fresca sin la piel
½	aguacate
1	taza de agua
	El jugo de un limón

Preparación:

Cortar todos los ingredientes y licuarlos muy bien hasta que todo esté bien integrado, pasarlo por un colador para remover la fibra del apio.

JUGO DE TORONJA CON CLAVO DE OLOR

Ingredientes:

	Jugo de una toronja
1	trozo pequeño de jengibre fresco pelado
1	diente de ajo
	De 3 a 5 ramitas de cilantro
1	cucharadita de miel de palo (miel silvestre de abejas sin aguijón)
¼	de cucharadita de clavo de olor en polvo
90	ml (3 onzas) de agua
2	cucharaditas de aceite de oliva
	El jugo de medio limón

Preparación:

Licuar por un minuto todos los ingredientes, menos el aceite de oliva. Pasarlo por un colador para remover la fibra del jengibre. Regresarlo a la licuadora. Agregar el aceite y licuar por 30 segundos más. Servirlo inmediatamente.

JUGO VERDE CON CACTUS Y ALOE VERA

Ingredientes:

5	cm (2 pulgadas) de aloe vera sin la piel
7,5	cm (3 pulgadas) de cactus
1	trozo pequeño de jengibre (fresco y pelado)
1	taza de espinaca
½	taza de cilantro
1	pepino cohombro pelado y sin semillas

Preparación:

Cortar todo en trozos y licuarlo muy bien. Alcanza para dos personas.

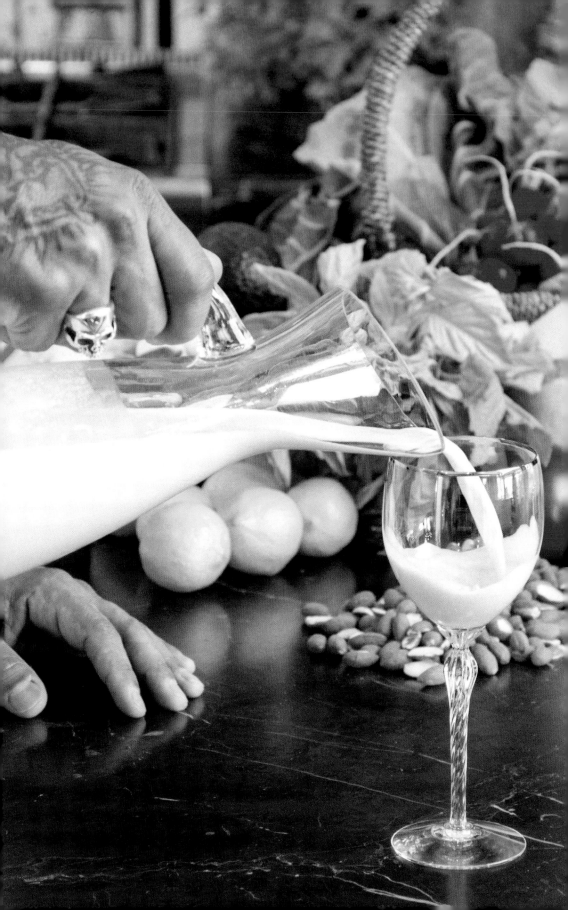

LECHE VEGETAL

Leche de almendras:
1 taza de almendras
4 tazas de agua a temperatura ambiente

Leche de avellanas:
1 taza de avellanas
4 tazas de agua a temperatura ambiente

Leche de semillas de calabaza y girasol:
½ taza de semillas de calabaza
½ taza de semillas de girasol
2 ½ tazas de agua fresca

Preparación para todas las variedades:
En un recipiente de vidrio, remojar las nueces y semillas en abundante agua por 12 horas. Al día siguiente, enjuagarlas y ponerlas en una licuadora con las tazas de agua, licuar muy bien, hasta conseguir una mezcla homogénea. Pasar la mezcla por un lienzo o un colador muy fino. La leche resultante durará 4 días en el refrigerador.

Beneficios de los frutos secos (nueces)
Los frutos secos contienen magnesio y potasio, minerales que colaboran en la regularización de todas las funciones celulares y en la excreción del sodio sobrante de la dieta. Tienen un bajo índice glicémico, que es la capacidad de los alimentos para elevar el azúcar en la sangre después de consumirlos. Esto las hace seguras para las personas con diabetes. También es segura para los enfermos del corazón, porque tienen un alto índice de grasas monoinsaturadas, que son los ácidos grasos que recubren las arterias. Desde el punto de vista nutriciional, se consideran grasas saludables.

Reconocidos estudios de epidemiología humana como el Nurses´ Health Study, el Iowa Health Study, el Adventist Health Study y el Physician´s Health Study, concluyeron que el consumo de nueces está vinculado a la reducción del riesgo de enfermedades cardiacas.

La leche vegetal es ideal para reemplazar la leche de animales en las diferentes preparaciones que se utilice, inclusive se puede tomar pura o para acompañar cereales.

BATIDO DE AGUACATE

Ingredientes:

- 1 taza de espinaca
- ½ aguacate
- 1 pepino cohombro pelado y sin semillas
- 1 cucharada de cilantro fresco
- 1 taza de hielo
- 1 taza de agua
- 30 ml (una onza) de clorofila
-   El jugo de medio limón
-   Sal, si lo desea

Preparación:

Lavar la espinaca, el aguacate, el cilantro y el limón. Poner todos los vegetales en una licuadora y mezclar hasta que esté homogéneo. Si lo desea menos espeso, puede agregar más agua.

Nota: este batido puede durar 2 días en el refrigerador sin cambiar el sabor.

LIMONADA DE MENTA CON JENGIBRE

Ingredientes:

- ½ taza de hojas de menta
- 2 tazas de agua
- 1 trozo pequeño de jengibre
- 4 gotas de stevia en líquido
- 1 taza de hielo
-   El jugo de dos limones
-   Sal al gusto

Preparación:

Poner todos los ingredientes en una licuadora y licuar muy bien. Después pasarlo por un colador bien fino para remover la fibra del jengibre. Esta refrescante bebida es perfecta en un día caluroso.

BATIDO DE PEPINO

Ingredientes:

- 2 pepinos medianos
- 1 manojo de apio
- 2 tazas de espinaca
- ¼ de taza de leche de almendras
-   Semilla de cáñamo para adornar y para añadir más proteína
-   Cáñamo, también conocido como semilla de marihuana

Preparación:

Necesitará un extractor de jugo para esta receta. Procese el pepino, el apio y la espinaca en el extractor. Remueva la pulpa y vuelva a procesarla para obtener más jugo. Pase el jugo a un vaso y agregue la leche de almendras. Mezcle bien y adorne con semilla de cáñamo. Beba inmediatamente para evitar la oxidación. Esta bebida es maravillosa para la desintoxicación del organismo.

LECHE DE ALMENDRA CON JENGIBRE Y CÚRCUMA

Ingredientes:

- ½ litro (16 onzas) de leche de almendra
- 2 dátiles sin semilla
- 5 cm (dos pulgadas) de raíz cúrcuma fresca picada
- 1 trozo de jengibre pelado y picado
- 1 taza de hielo

Preparación:

Poner todos los ingredientes en una licuadora y licuarlos muy bien. Pasar la mezcla por un colador para remover la fibra del jengibre y la cúrcuma. Este batido es delicioso y nutritivo. Si lo desea, le puede agregar canela molida.

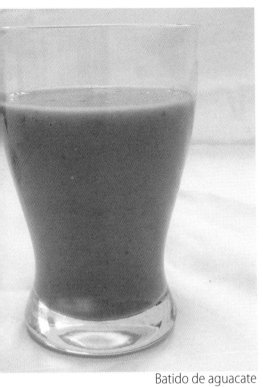
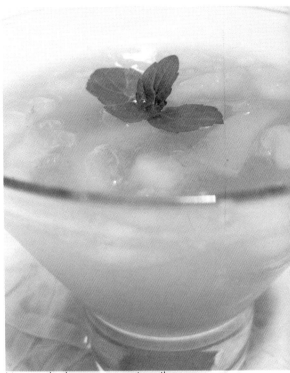

Batido de aguacate   Limonada de menta con jengibre

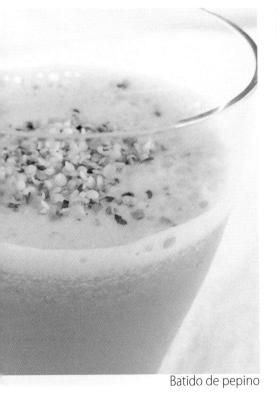
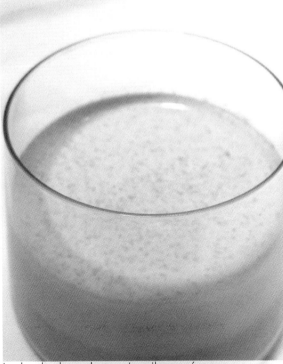

Batido de pepino   Leche de almendra con jengibre y cúrcuma

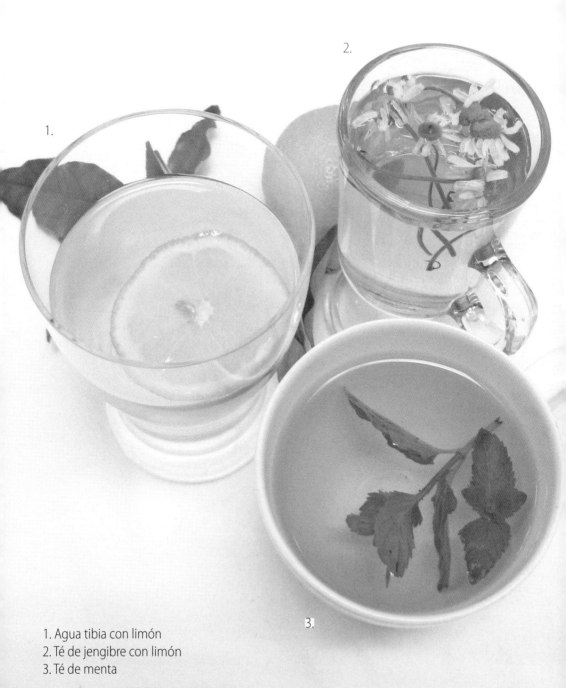

1. Agua tibia con limón
2. Té de jengibre con limón
3. Té de menta

AGUA TIBIA CON LIMÓN

Ingredientes:
235 ml (8 onzas) de agua tibia
El jugo de medio limón

Preparación:
Mezclar los ingredientes y beber.

El limón es conocido por sus propiedades curativas, preventivas y por su gran cantidad de vitamina C. Es un excelente purificador de la sangre y del hígado. Es recomendable tomar esta bebida diariamente al levantarse y 10 minutos antes de desayunar. El agua tibia ayuda a la digestón.

TÉ DE JENGIBRE CON LIMÓN

Ingredientes:
1   trozo mediano de jengibre pelado y rayado
2   tazas de agua
El jugo de un limón

Preparación:
Poner el agua a hervir con el jengibre durante cinco minutos. Tomarlo lo más caliente que se pueda. No adicionar ningún tipo de azucar.

Este té es excelente para el manejo de las náuseas en tratamientos de quimioterápia y para aliviar enfermedades gástricas.

TÉ DE MENTA

Ingredientes:
20   hojas de menta
2   tazas de agua

Preparación:
Hervir el agua y servirla en una taza. Agregar las hojas de menta. Dejarlo reposar tapado por 3 minutos para extraer las propiedades de la menta.

El consumo regular de este té ayuda a controlar problemas estomacales, especialmente la inflamación del vientre.

TÉ DE DIENTE DE LEÓN

Ingredientes:
6   hojas de diente de león
2   tazas de agua

Preparación:
Hervir el agua y poner las hojas de diente de león en pedazos pequeños. Dejar reposar por unos 5 minutos para extraer las propiedades.

Por sus propiedades antiácidas, este té es ideal en el control del reflujo gastroesofágico y los problemas de gastritis.

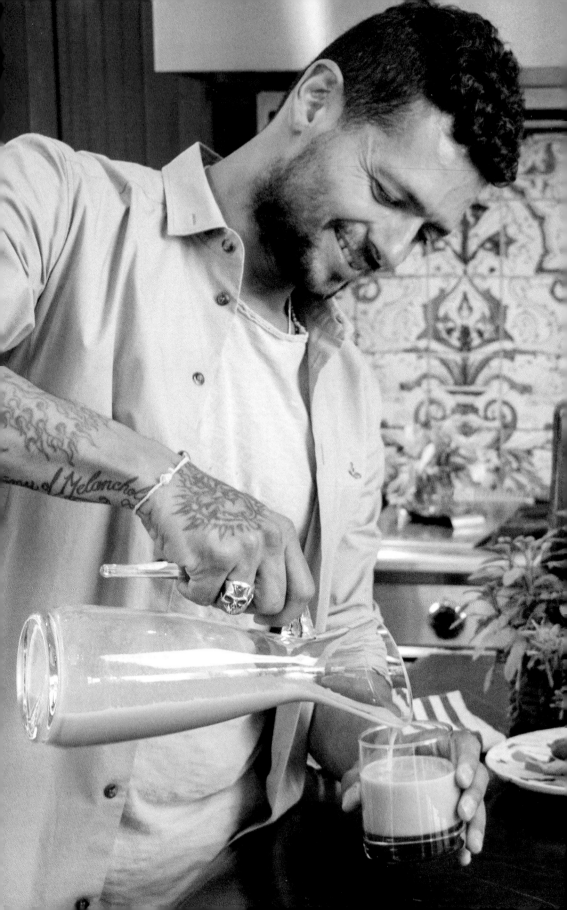

SÚPER JUGO DE DRACO

Ingredientes:

½ aguacate
½ hoja de col rizada
½ taza de espinaca
4 ramitas de berro
2 hojas de diente de león
28 ml (una onza) de clorofila
1 pepino cohombro mediano
2 ramitas de cilantro
1 espárrago
½ taza de brócoli
1½ tazas de agua
1 taza de hielo
   El jugo de un limón

Preparación:

Poner todos los ingredientes en una licuadora y licuarlos. Agregar más agua si es necesario.

Variaciones:

Puede agregar una manzana verde, el jugo de una toronja o guanábana, en vez de aguacate.

Diferencia entre batidos y jugos de vegetales

Batidos de vegetales:

Conservan la fibra. Esto es muy importante, ya que ayuda a eliminar las impurezas de nuestros cuerpos para mantenernos sanos. La fibra también hace que procesemos más despacio los azúcares que se encuentran en los vegetales. Solamente se necesita una licuadora para hacer un batido.

Nota: No mezclar vegetales con frutas. Los batidos tampoco deben sustituir las comidas.

Jugos de vegetales

Al pasar los vegetales por el extractor de jugos obtenemos su agua y nutrientes, pero se descarta la fibra. Sin esta, el sistema digestivo absorbe los nutrientes más rapido. Son ideales para personas con un sistema digestivo sensible y para nutrir el organismo.

Nota: Los jugos se oxidan más rápido y deben ser consumidos inmediatamente. Asegúrese de que los vegetales que se usen sean orgánicos, ya que si no lo son, también estará consumiendo grandes cantidades de pesticidas.

JUGO DE MACA

Ingredientes:
- 1 coco tierno
- 1 cucharada de maca en polvo
- ⅓ de taza de almendras crudas (remojadas en agua durante la noche)
- ¼ de taza de hielo triturado
- ¼ de taza de agua helada
- ½ cucharadita de canela
  Nuez moscada, si lo desea

Preparación:
Extraer el agua del coco y ponerla en una licuadora. Agregar su carne cortada en trozos con el resto de los ingredientes. Licuar hasta que esté cremosa (si se licúa demasiado, la bebida se vuelve líquida).

Beneficios de la maca:
Para las mujeres con menopausia, la raíz de maca es usualmente utilizada para reemplazar la terapia hormonal restitutiva (HRT, por su sigla en inglés). Mientras la HRT estimula la producción de hormonas y causa atrofia a los ovarios, la raíz de maca simplemente ayuda a balancear las hormonas sin dañar el cuerpo de la mujer. Según el Dr. Rebbe Gabriel Cousins, un diplomático de la Junta Americana de Medicina Holística: "La maca ha demostrado ser muy efectiva en pacientes con menopausia, eliminando las oleadas de calor y la depresión".

JUGO DE REPOLLO MORADO

Ingredientes:
- 1 repollo morado mediano
  El jugo de un limón

Preparación:
Para esta receta se necesita un extractor de jugo. Lavar el repollo y cortarlo en pedazos pequeños. Pasarlo por el extractor. Agregar jugo de limón y mezclar. Para dos personas.

Para mayor beneficio, estos jugos se deben tomar inmediatamente. Además, tienden a oxidarse muy rápido, entonces se ponen amargos.

JUGO VERDE CON CORTEZA DE SANDÍA

Ingredientes:
- 8 tallos de apio
- 1 manzana verde
- 3 hojas de diente de león
- 1 taza de la corteza de la sandía
- 1 taza de brotes de semilla de girasol
  El jugo de un limón

Preparación:
Para este jugo se necesita un extractor de jugo. Asegúrese de que todos los ingredientes sean orgánicos. Lavar muy bien y cortar en cubos los ingredientes. Pasarlos por el extractor. Una vez que se haya extraído el jugo, agregar el jugo del limón y mezclar bien. Para dos personas.

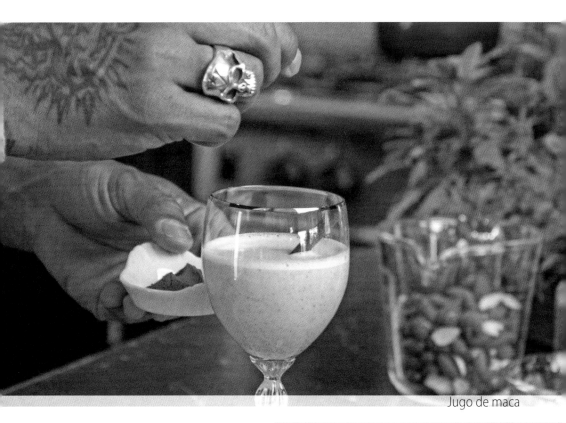
Jugo de maca

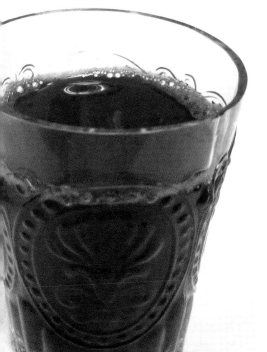
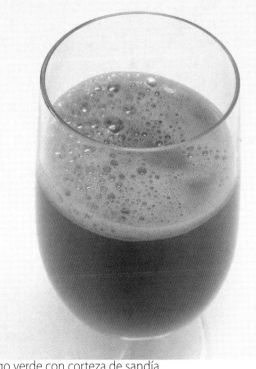
Jugo de repollo morado   Jugo verde con corteza de sandía

BATIDO DE ESPINACA CON COCO

Ingredientes:
- 1 taza de espinacas
- 1 coco tierno
- 1 taza de hielo

Preparación:
Sacar el agua del coco y ponerla en la licuadora. Cortar su carne en trozos pequeños y agragarla junto al hielo y la espinaca. Licuar hasta que tenga una consistencia cremosa. No lo licúe demasiado, pues se torna aguado. Para 2 personas.

Beneficios de la espinaca:
Pocos alimentos se comparan con la espinaca por la cantidad de nutrientes que posee y que son ideales para el tratamiento de la arterioesclerosis, diabetes y enfermedades cardiacas. La espinaca es una excelente fuente de vitaminas A y C. Estos dos nutrientes son antioxidantes importantes que reducen los radicales libres, que son sustancias químicas reactivas que introducen oxígeno a las células dañadas por la oxidación, alteran el ADN y terminan por provocar cambios que aceleran el envegecimiento del cuerpo. La espinaca es también una excelente fuente de ácido fólico, una vitamina del complejo B que ayuda a crear células nuevas. También tiene magnesio, que ayuda a disminuir la presión arterial alta y previene enfermedades del corazón.

Esta deliciosa bebida es buena para esos días que uno no quiere cocinar demasiado pues contiene muchos nutrientes.

LIMONADA DE COL RIZADA

Ingredientes:
- 8 hojas de col rizada
- El jugo de dos limones
- 1 taza de uvas verdes sin semilla
- 4 hojas de stevia
- ½ taza de hielo
- ½ litro (16 onzas) de agua mineral con gas

Preparación:
Extraer el jugo de la col con un extractor de jugo. Transferirlo a una licuadora. Agregar el resto de los ingredientes y licuar.
Para 2 personas.

Es preferible tener la planta de stevia en casa; de lo contrario se puede usar la stevia líquida, aunque no es necesario, ya que las uvas lo endulzan lo suficiente.

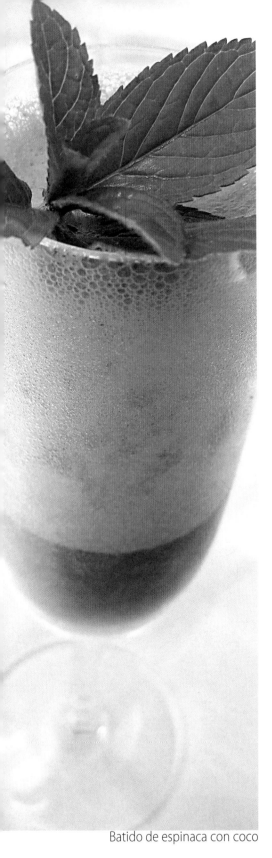

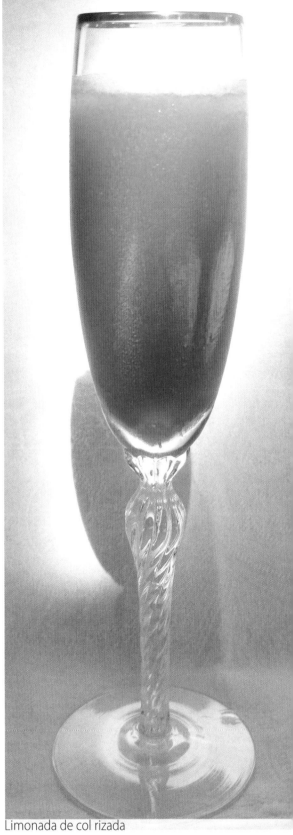

Batido de espinaca con coco   Limonada de col rizada

APERITIVOS

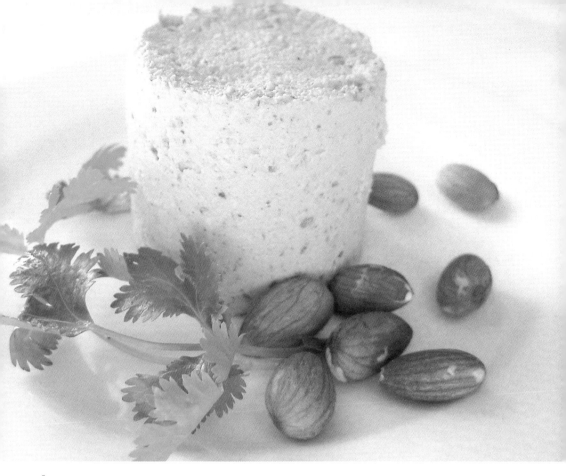

PATÉ DE CILANTRO

Ingredientes:
- 2 tazas de almendras crudas
- 2 tazas de cilantro
- Jugo de 2 limones
- Sal al gusto

Preparación:

Ponga a remojar las almendras durante toda la noche, asegurándose de que estén completamente cubiertas por agua. Al día siguiente, escurra el agua y enjuague las almendras, tratando de retirar la mayor cantidad de su cáscara. Esta parte del proceso no es necesaria, pero hará un paté más fino. Mezcle todos los ingredientes en un procesador de alimentos hasta conseguir la consistencia de un paté. Si queda muy áspero, agregue agua hasta conseguir la consistencia deseada. Para un paté más sazonado, añada pimienta de cayena al gusto.

Para 2 porciones.

Beneficios del cilantro:

El cilantro, también conocido como "coriandro" o "culantro", tiene un rango muy alto en la lista de las especias curativas. La planta tiene propiedades antiespasmódicas que ayudan al sistema nervioso y digestivo. En algunas partes de Europa, el cilantro se conoce como una planta que puede prevenir la diabetes. En partes de la India, se usa por sus propiedades antiinflamatorias. En los Estados Unidos, el cilantro ha sido recientemente estudiado por sus efectos reductores del colesterol. Ayuda a librar el cuerpo de metales pesados, como el mercurio, el plomo y el aluminio.

ROLLITO DE ACELGA

Ingredientes:
3 hojas de acelga sin vena

Para el relleno:
Brotes de brócoli
Cilantro picado
Berro al gusto

Para la salsa:
8 nueces de macademia
½ pimento rojo
El jugo de medio limón
2 ajos
Sal al gusto

Preparación:
Poner los ingredientes de la salsa en una licuadora y licuar hasta conseguir una consistencia cremosa.

Para preparar el rollito, lavar las hojas de acelga y secarlas. Mezclar la salsa con el relleno suavemente y poner sobre la acelga una capa delgada y hacer los rollitos.

ROLLITO DE TORTILLA DE TOMATE

Ingredientes:
2 tazas de maíz fresco y orgánico
½ pimento rojo
¼ de taza de tomate seco en aceite de oliva
½ tomate grande fresco
2 cucharadas de linaza
Sal al gusto

Preparación:
Poner todos los ingredientes en una licuadora hasta conseguir una textura de crema. Si está muy espesa, puede agregarle un poquito de agua. Esparcir la mezcla sobre hojas de pergamino para formar las tortillas y llevar al deshidratador por 8 horas a 46˚C (115˚F). Debe quedar blanda para poder enrollar. Se pueden rellenar con brotes de vegetales, aguacate picado o en puré o cualquier vegetal crudo.

Es muy importante asegurarse de usar solamente maíz orgánico, ya que el 90% del maíz de hoy está genéticamente modificado.

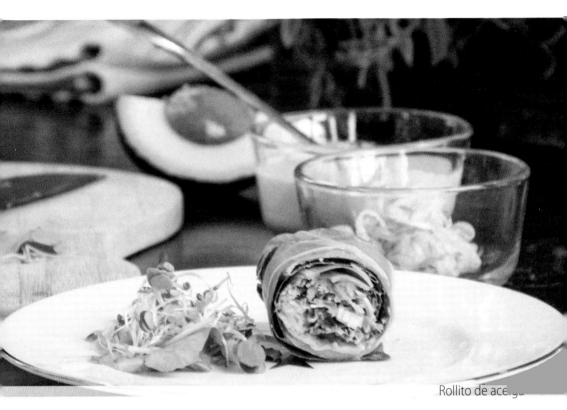

Rollito de acelga

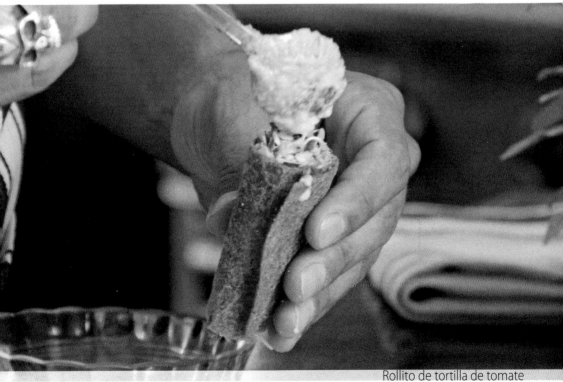

Rollito de tortilla de tomate

ROLLITO DE CALABACÍN

Ingredientes:
- 1 calabacín cortado en láminas delgadas
- ½ taza de calabaza bien picada
- ½ pimentón rojo
- ¼ de cebolla picada
- 1 diente de ajo
- 1 cucharadita de aceite de uva
- Sal al gusto

Preparación:
Picar la calabaza, el pimentón, la cebolla y el ajo. Ponerlos en una sartén con el aceite y agregar la sal. Sofreír hasta que estén suaves. Macerar la mezcla con un tenedor. Para cortar el calabacín, necesitará una mandolina o un pelador de papas. En un plato, poner una rebanada del calabacín enrollado y llenarlo con la mezcla.

Si corta las rebanadas muy gruesas será difícil enrollarlas. Si no quiere hacer la mezcla, puede usar hummus y ponerle cualquier tipo de brotes de vegetales.

CHIPS DE COL RIZADA

Ingredientes:
- 20 nueces de macademia
- 1 pimentón rojo cortado en cuadritos
- 2 dientes de ajo
- El jugo de un limón
- Sal al gusto

Preparación:
En una licuadora, poner las nueces, el pimento, los ajos, el jugo de limón y la sal. Licuar hasta conseguir una consistencia de crema. Servirla en un recipiente y agregar la col rizada lavada, cortada en trozos medianos y sin exceso de agua. Mezclar muy bien. Ponerlas en el deshidratador por 12 horas a 46°C (115°F) o hasta que estén crocantes.

Para conservarlos frescos se deben guardar en un recipiente de vidrio con tapa de rosca.

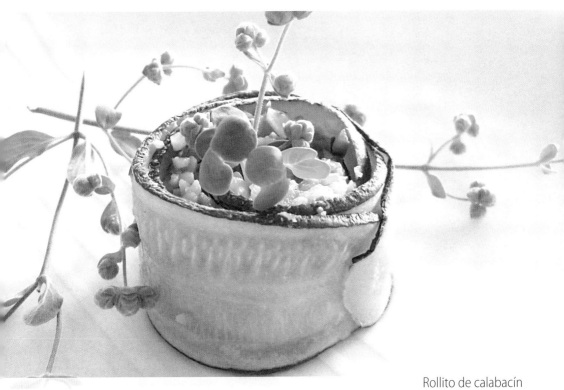

Rollito de calabacín

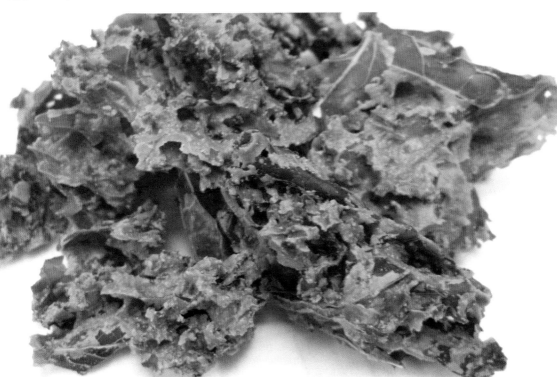

Chips de col rizada

ENSALADAS

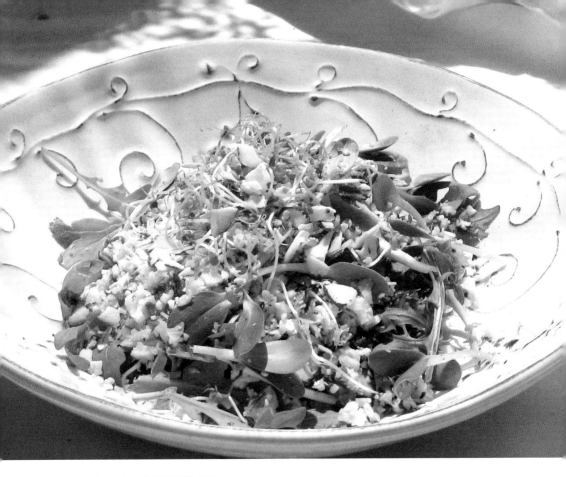

ENSALADA DE COLIFLOR

Ingredientes:

½ coliflor
½ taza de hierbabuena
½ taza de perejil
¼ de taza de almendras cortadas en rodajas

¼ de cebolla picada
El jugo de un limón
Sal al gusto

Preparación:

Separar y lavar muy bien las hojas de la coliflor para asegurarse de que estén completamente limpias. Poner los ingredientes en el procesador de alimentos y pulsar unas 6 veces o hasta conseguir la consistencia que se ve en la fotografía.
Para 4 personas.

Beneficios de la coliflor:

La coliflor, una hortaliza de la familia de las crucíferas, es un alimento importante para nuestra dieta. Además de ser muy beneficiosa para la salud, tiene pro-

piedades protectoras contra algunos tipos de cáncer, como el cáncer de pulmón y de recto. Contiene una gran cantidad de agua y sus calorías son mínimas.

Es extraordinariamente depurativa, diurética y rica en fibra. Sorprende su alto contenido de vitamina C, lo que la convierte en un excelente antioxidante y una buena aliada contra infecciones y resfriados. Además, es rica en vitamina B6, necesaria para fortalecer el sistema nervioso. En su contra tiene solamente que en exceso es difícil de digerir y puede provocar flatulencia, debido a la fibra y los compuestos de azufre.

ENSALADA DE ARROZ CON VEGETALES

Ingredientes:
- 2 tazas de arroz cocinado
- ½ taza de hinojo cortado en rodajas finas
- ½ taza de repollo cortado en rodajas finas
- ½ taza de calabaza de mantequilla cortada en cuadritos
- ¼ de cebolla picada
- ½ curadita de comino en polvo
- ½ cucharadita de orégano seco
- 4 dientes de ajo picados
- 2 cucharaditas de aceite de uva
- ½ taza de coles de Bruselas cortadas en rodajas finas
- Sal al gusto

Los vegetales se deben cortar finamente para disminuir el tiempo de cocción.

Preparación:
Lavar los vegetales y cortarlos en pedazos pequeños para que se cocinen más rápido. Precalentar el aceite en un sartén. Agregar el ajo y la cebolla. Agregar el resto de los vegetales y las especias. Cocinar aproximadamente 5 minutos. Agregar el arroz a los vegetales y servir inmediatamente.
Para 4 personas.

ENVOLTURA DE LECHUGA

Ingredientes:
- 1 lechuga
- 2 tomates grandes, en rebanadas finas
- 1 cebolla, en rebanadas finas
- 1 pera
- 1 aguacate, en rodajas finas
- 1 calabacín rebanado finamente
- ½ taza de brotes de girasol
- ⅓ de taza de almendras crudas rebanadas

Preparación:
Lavar cuidadosamente las hojas de lechuga, pues se arruinan fácilmente. Escurrir sobre toallas de papel. Colocar las hojas en el plato que se va a servir. Poner sobre cada una de ellas rodajas de tomate en el centro. Luego agregar el resto de los ingredientes en el siguiente orden: la cebolla y la pera, el aguacate, el calabacín, los brotes de girasol y almendras. Envolver cuidadosamente. Se recomienda agregar el aderezo de pera y cítricos de la página 99. Para dos personas.

Beneficios de la lechuga
La lechuga contiene lactucarium (jugo lechoso del tallo), que tiene propiedades sedativas, hipnóticas y diuréticas. Por esto es recomendada para tratar el insomnio, los espasmos intestinales y las palpitaciones.

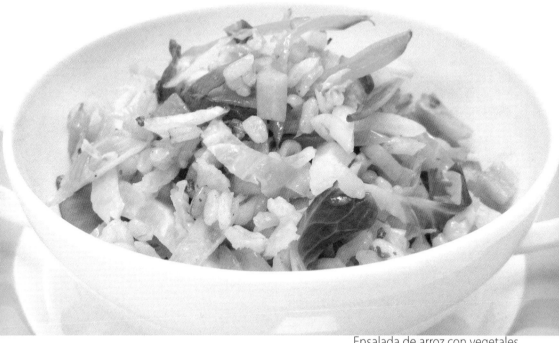

Ensalada de arroz con vegetales

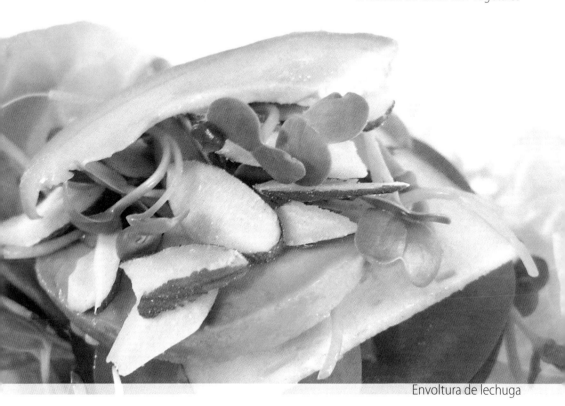

Envoltura de lechuga

ENSALADA DE COL RIZADA

Ingredientes:
- 3 tazas de col rizada
- El jugo de un limón
- ½ cucharadita de miel
- 1 cucharadita de aceite de oliva
- 2 cucharaditas de semillasde calabaza
- 1 taza de calabaza en mantequilla.
- Arándanos
- Sal al gusto

Preparación:
Lavar muy bien la col, remover el exceso de agua con una toalla de papel y cortarla en pedazos pequeños. En un recipiente, mezclar la col con el limón, la miel, la sal y el aceite de oliva. Dejar marinar por lo menos dos horas para suavizar y saborizar. Al momento de servir, ponerle las semillas de calabaza en mantequilla, cuya preparación se explica a continuación. Para 4 personas.

Cómo preparar la calabaza de mantequilla:
Pelar la calabaza y sus semillas en cuadritos, cocinarla en una cazuela con dos cucharadas de aceite de oliva, tres dientes de ajo machacado, dos ramitas de tomillo picado, media cucharadita de comino y sal al gusto. Cocinarla tapada y a fuego medio. Esta preparación puede ser utilizada en otras ensaladas, según su gusto.

Beneficios de la col rizada:
Al igual que el brócoli, pertenece a la familia de las crucíferas. Su consistencia es densa y contiene vitamina C y calcio, el cual es excelente para prevenir la osteoporosis. Por su color verde intenso es muy rica en clorofila, que es un limpiador de la sangre.

ENSALADA DE REPOLLO

Ingredientes:
- ¼ de repollo
- ½ taza de brotes de semilla de girasol
- ¼ de taza de brotes de lentejas
- ¼ de taza de brotes de garbanzos
- 2 rábanos cortados finamente
- ½ taza de tomates pequeños
- ½ taza de hierbabuena

Preparación:
En un ensaladera, mezclar todos los ingredientes y usar el aderezo de cúrcuma de la página 104.
Para dos personas.

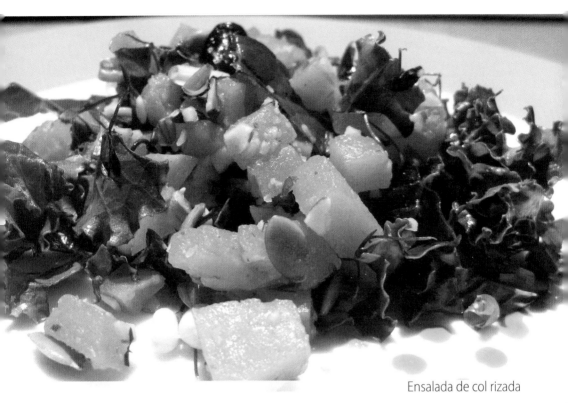

Ensalada de col rizada

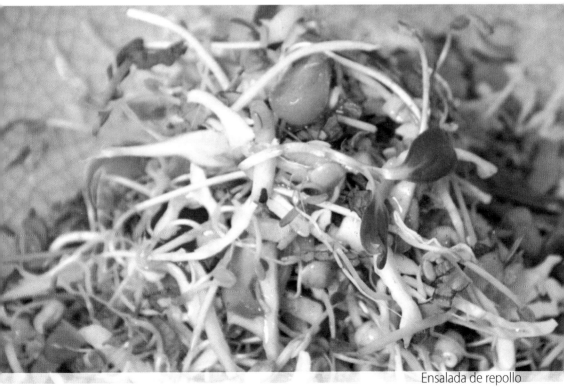

Ensalada de repollo

ENSALADA DE REMOLACHA Y RÁBANO

Ingredientes:
- 1   taza de remolacha amarilla cortada en julianas
- 1   taza de rábano japonés (blanco) cortado en julianas
- 4   rábanos rojos en rodajas
- 1   taza de espárragos en rodajas
- 1   taza de fríjoles germinados
- ½   taza de tomates, cortados por la mitad
- ½   taza de cilantro picado
- ½   taza de arvejas verdes cocinadas
- ¼   taza de clavos de olor rojos

El aderezo de albahaca de la página 104 es mi favorito para esta ensalada.

Preparación:
Mezclar todos los ingredientes. Servir con cualquiera de los aderezos en este libro. Mi
Para 6-8 personas.

Beneficios del rábano:
Los rábanos y sus hojas son una excelente fuente de vitamina C. Los rábanos rojos son una buena fuente del oligoelemento molibdeno, que es indispensable para el metabolismo y la absorción intestinal del hierro. También es una excelente fuente de calcio, ácido fólico y potasio. Los rábanos blancos proporcionan cobre, potasio y antioxidantes.

ENSALADA DE QUINUA

Ingredientes:
- 1   taza de quinua (cocinada)
- ½   taza de cilantro picado
- 1   taza de brócoli picado muy fino
- 1   taza de rúgula
- ¼   de taza de almendras cortadas en láminas
- ½   taza de brote de brócoli (opcional)
- 1   aguacate cortado en cuartos pequeños (opcional)
- ¼   de cebolla picada

Preparación:
En un recipiente poner la quinua fria. Agregar el resto de los ingredientes y mezclar.
Puede usar cualquier aderezo que esté en la sección de aderezos.
Para 4 personas.

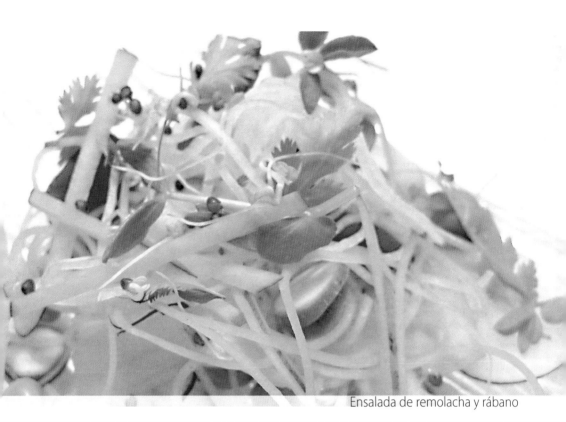

Ensalada de remolacha y rábano

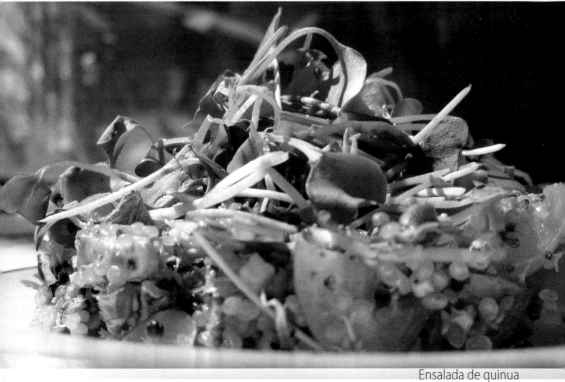

Ensalada de quinua

ENSALADA DE MANGO Y AGUACATE

Ingredientes:
- 1   mango
- 1   aguacate
- ½   taza de arveja verde cocinada
- 1   taza de rúgula o legumbres en miniatura
-     El jugo de un limón
-     Sal al gusto

Preparación:
Cortar el mango y el aguacate en cuadritos. Agreagar el limón para que no se oxiden y mezclar con el resto de los ingredientes. Aderezar al gusto.
Para dos personas.

Beneficios del aguacate:
Los aguacates son la mejor fuente de vitamina E, que promueve la producción de anti-cuerpos. Tambien contienen vitaminas B6, A, C, E, acido fólico, hierro y selenio. Todos estos nutrientes tienen una gran influencia en la salud del sistema inmunológico. El hierro ayuda a cicatrizar heridas y produce glóbulos blancos.

ENSALADA DE LENTEJAS GERMINADAS

Ingredientes:
- 2   tazas de lentejas germinadas
- 20 tomates cherry cortados por la mitad
- 1   aguacate en cuadritos
- 2   chalotes pequeños en cubitos
- 1   taza de cilantro picado
-     El jugo de dos limones
-     Sal al gusto

Las lentejas germiandas también se pueden agregar a enrollados o envueltos con rábanos y semillas de alfalfa y girasol. Se pueden licuar con jugos de vegetales. Úselas en lugar de apio en pastas para sándwiches. Cómalas frescas y sin cocinar. Hágalas puré con arvejas verdes o fríjoles mongo.

Preparación:
En una ensaladera mezcle todos los ingredientes. Si así lo desea, agregue un poco de aceite de aguacate o cualquiera de los aderezos contenidos en este libro.
Para 4 a 6 personas.

Para hacer germinar las lentejas:
Remojar las lentejas en agua durante toda la noche. Al día siguiente enjuagarlas y escurrirlas bien. Ponerlas en el mismo recipiente. Al tercer o cuarto día estarán germinadas y listas para comer. Se pueden guardar en el refrigerador por un máximo de dos días.

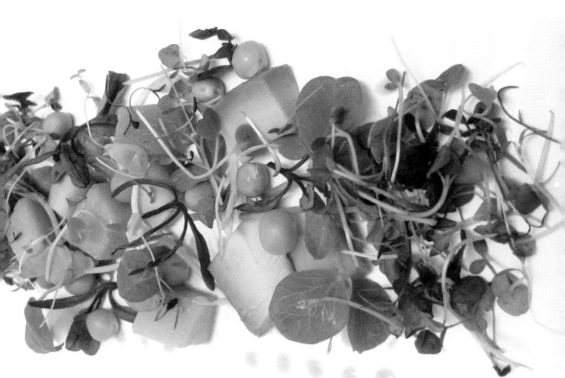

Ensalada de mango y aguacate

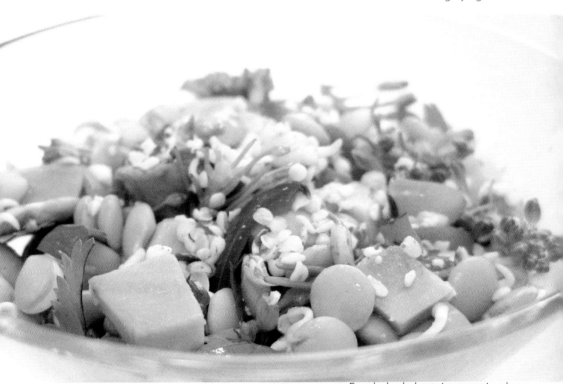

Ensalada de lentejas germinadas

ENSALADA DE TOMATE CON LENTEJAS NEGRAS

Ingredientes:
- 1 tomate grande cortado en rodajas
- ½ taza de lentejas cocinadas
- 1 cucharada de cilantro picado
- ½ taza de brotes de fríjoles mongo
- ½ cebolla picada
- 2 ajos picados
- 1 cucharadita de aceite de oliva
- El jugo de un limón o una lima
- Lechuga de su preferencia al gusto
- Sal al gusto

Es conveniente usar tipos de lechuga que tengan un color verde intenso ya que tienen mayor valor nutritivo.

Preparación:
Cocinar las lentejas al dente (no tan blandas) y esperar a que se enfríen. Ponerlas en un recipiente junto con el cilantro, el ajo, la cebolla, el aceite de oliva, la sal y el limón. Mezclar todo y dejar reposar por unos 15 minutos antes de servir, para asegurarse de que todos los sabores se junten. Cortar el tomate en rodajas medianas y poner encima la mezcla anterior, si desea coloque lechuga picada.
Para una persona.

ENSALADA DE BREVAS (HIGO)

Ingredientes:
- 2 remolachas amarillas
- 4 brevas
- 5 repollitos de Bruselas (miniatura)
- 3 ramitas de tomillo
- 2 ajos
- 1 cucharadita de aceite de uva
- 2 hojas de salvia picada
- 8 nueces de Brasil
- Sal al gusto

Preparación:
Cortar la remolacha, los repollitos de Bruselas y las brevas en pedazos medianos. Picar el tomillo, el ajo y la salvia. En una cazuela, calentar el aceite y agregar todos los vegetales menos las brevas. Cocinar con las hierbas y la sal hasta que estén suaves. Poner en un recipiente, mezclar con las brevas y las nueces picadas. Si lo desea, puede agregar el aderezo de cúrcuma para darle mayor sabor. También le puede agregar rúgula para mayor nutrición.
Para dos personas.

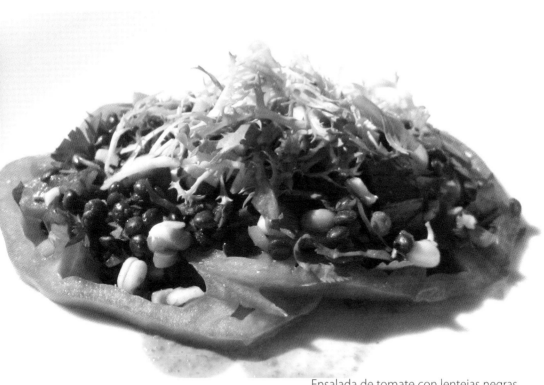

Ensalada de tomate con lentejas negras

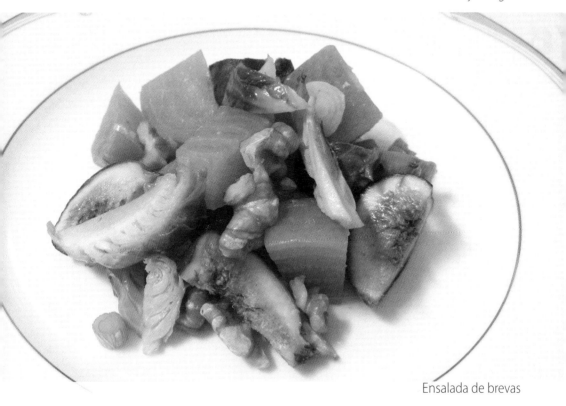

Ensalada de brevas

ENSALADA DE BROTES DE QUINUA ROJA

Ingredientes:
- 1 taza de brotes de quinua roja
- 1 rama (parte verde) de cebolla larga picada
- 1 taza pequeña de cilantro picado
- 1 pimentón amarillo pequeño cortado en cuadritos
- 1 cucharadita de estragón fresco picado
- ½ cucharadita de aceite de linaza
- El jugo de un limón

Preparación:
Combinar todos los ingredientes en un ensaladera. Agregar el aceite y el limón. Mezclar suavemente.
Para dos personas.

Para hacer germinar la quinua:
Colocar la quinua en un tazón de vidrio y agregar suficiente agua que la cubra completamente. Dejarla reposar durante toda la noche. Al siguiente día, enjuagarla y escurrirla. Dejarla en el tazón sin agua, en un lugar fresco. Al tercer día, la quinua ya habrá brotado y estará lista para comerse.

Beneficios de la quinua:
La quinua es rica en proteínas y la proteína que genera es completa; es decir que incluye todos los nueve aminoácidos. El perfil de aminoácidos de la quinua no solo es balanceado, también es una buena opción para las personas vegetarianas preocupadas por el consumo adecuado de proteínas. La quinua está especialmente bien dotada del aminoácido lisina, que es esencial para el crecimiento y la regeneración de los tejidos. Además de la proteína, la quinua presenta otros nutrientes que fortalecen la salud. Dado que es una buena fuente de manganeso, magnesio, hierro, cobre y fósforo, este grano puede ser de mucho valor para quienes padecen de migraña, dolor de cabeza, diabetes y arterioesclerosis.

ENSALADA DE RÁBANOS

Ingredientes:
- 8 rábanos, cortados finamente
- 1 taza de menta picada bien fina
- El jugo de dos limones
- Sal al gusto

Preparación:
En un recipiente, mezclar los ingredientes mencionados y consumir inmediatamente.
Para dos personas.

No necesita ningún aderezo ya que con el limón es suficiente. Si no le gusta la menta puede cambiarla por cilantro.

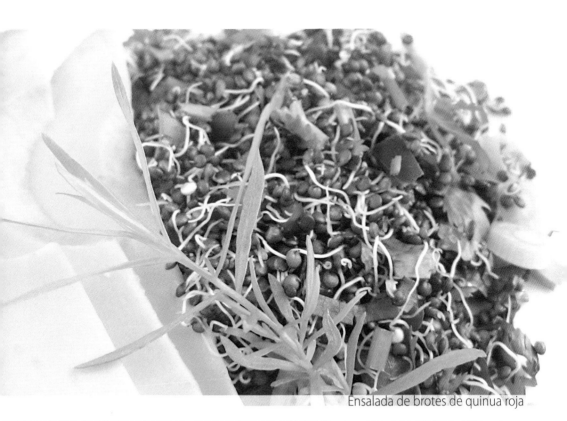

Ensalada de brotes de quinua roja

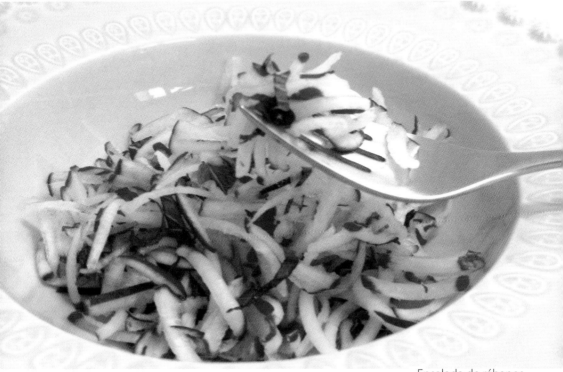

Ensalada de rábanos

ENSALADA DE AGUACATE CON GERMINADOS DE BRÓCOLI

Ingredientes:
- 2 tallos de cebollín
- ½ taza de rúgula
- 1 tomate, cortado en cuadritos
- 1 pimentón mediano amarillo, cortado en cuadritos
- ¼ de taza de brócoli
- ½ aguacate
- ¼ de taza de germinados de lentejas

Preparación:
En un recipiente, mezclar todos los ingredientes y usar cualquier aderezo que se encuentre en este libro.
Para dos personas.

Importante: Los germinados tienen que ser frescos y preferiblemente hechos en casa.

ENSALADA DE ARROZ INTEGRAL

Ingredientes:
- 1 taza de arroz cocinado
- ¼ de repollo mediano cortado bien fino (crudo)
- 1 pimentón amarillo, crudo y cortado bien fino
- ¼ de taza de brotes de fríjoles mongo
- Rúgula al gusto

Preparación:
Mezclar el arroz tibio con el resto de los ingredientes. Servir y ponerle aderezo de cilantro, ya que le da un sabor especial. Si no encuentra rúgula, puede usar espinaca o berro.
Para dos personas.

Beneficios de los brotes:
Contienen más enzimas que los vegetales crudos y las frutas. Las enzimas son primordiales para una buena digestión, permitiendo que asimilemos mejor los alimentos. Los brotes tienen efectos depurativos y desintoxicantes. Son excelentes para personas que tienen estómagos delicados, ya que son más fáciles de digerir. Por sus altas cantidades en clorofila son recomendables para personas que tienen anemia. Varios estudios epidemiológicos han demostrado que los brotes contienen cantidades considerables de vitaminas A, C y D.

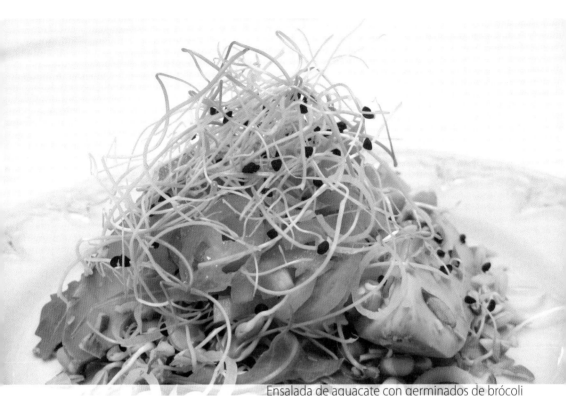

Ensalada de aguacate con germinados de brócoli

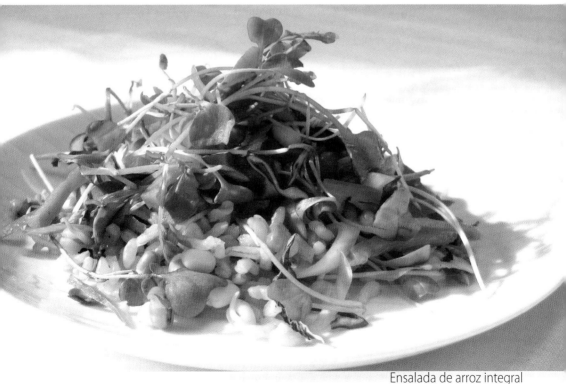

Ensalada de arroz integral

ENSALADA DE BERRO

Ingredientes:

- 1 taza de berros
- 1 cebollín cortado en pedazos pequeños
- 1 aguacate cortado en pedazos pequeños
- 1 pepino cohombro cortado en rebanadas finas
- 1 cucharada pequeña de almendras en rebanadas
- ¼ de taza de lenteja beluga cocinada

Preparación:

Lavar muy bien los berros en agua fresca. Remover el exceso de agua. Mezclar todos los ingredientes en una ensaladera. Se puede usar cualquier aderezo que esté en este libro o simplemente aceite de oliva con limón y sal al gusto.
Para una persona.

Beneficios del berro:

El berro es una buena fuente de vitamina B6, que ayuda a normalizar el nivel de la glucosa de la sangre. También es parte de la familia de las crucíferas, que son conocidas por sus efectos anticancerígenos. El berro en particular se caracteriza por aumentar el nivel de antioxidantes en la sangre y proteger el ADN. La mezcla de nutrientes que se encuentran en el berro lo convierte en un valioso alimento que puede ayudar a reforzar las defensas naturalemente y contribuir a mejorar su salud.

Si hace jugo con berro solamente, será amargo y por eso es necesario mezclarlo con otros vegetales que no tengan sabor fuerte. Puede usar el berro en lugar de la lechuga en un sándwich, agregar unas cuantas hojas a los jugos verdes o agregarlo a sopas calientes.

¡Aún recuerdo la cara de Draco cuando se tomó el primer jugo de berro! Dijo: "Berro, ¡wow!". Pero sabía que las propiedades eran increíbles y que le traería muchos beneficios para su salud.

ENSALADA CON ALMENDRAS DE MARCONA

Ingredientes:

- ½ taza de rúgula silvestre
- ½ taza de quinua de tres colores
- ½ taza de germinados de brócoli
- 2 cebollines cortados en trozos pequeños
- ¼ de taza de almendras de marcona
- 1 cucharada de semilla de cáñamo (marihuana)
- 1 cucharada de aderezo de cúrcuma (ver página 104)

Preparación:

En un recipiente mezclar todos los ingredientes y servir.
Para dos personas.

Las semillas de marihuana no son lo mismo que el cannabis que se fuma. No van a tener ningún efecto adictivo ni alucinógeno. Las semillas tienen un alto grado de proteína.

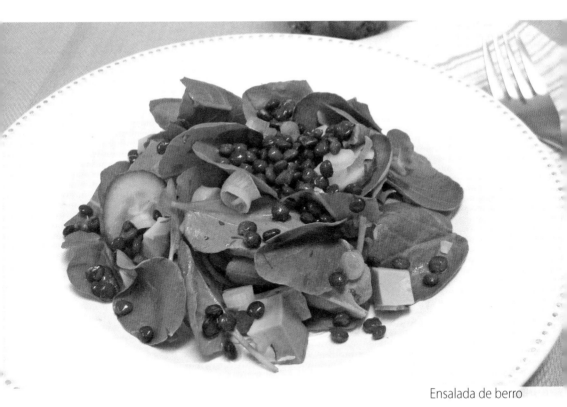

Ensalada de berro

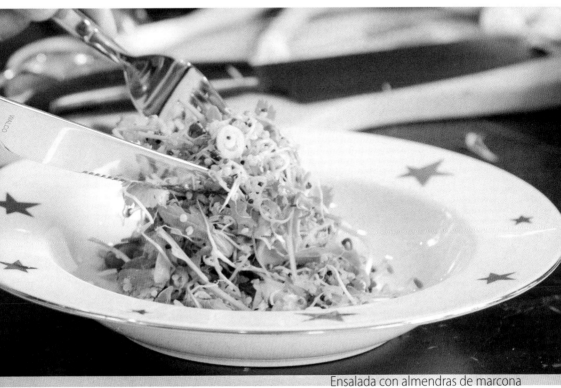

Ensalada con almendras de marcona

ENSALADA DE FRÍJOLES BLANCOS CON DIENTE DE LEÓN

Ingredientes:
- 1 taza de fríjoles blancos cocinados
- 1 aguacate cortado en trozos pequeños
- ½ cebolla mediana, cortada en trozos pequeños
- 5 hojas de diente de león cortadas en trozos pequeños
- 5 vainas de fríjoles amarillos, cortadas en trozos pequeños
- ½ pimentón rojo, cortado en trozos pequeños
- 2 cucharadas de piñones
- Brotes de cebollas (opcional) al gusto
- Sal al gusto (opcional)

Preparación:
En un recipiente, poner todos los ingredientes y agregar el aderezo de cilantro con menta. Mezclar bien. El diente de león le dará un sabor un poco amargo, pero esta ensalada es deliciosa.
Para dos personas.

ENSALADA DE COLIFLOR CON HIERBABUENA Y CILANTRO

Ingredientes:
- ¼ de coliflor mediana
- 10 hojas de hierbabuena
- ¼ de taza de cilantro
- ½ cucharadita de aceite de oliva
- ½ pimentón rojo, cortado en trozos pequeños
- 2 cucharadas de piñones
- El jugo de un limón
- Sal al gusto

Preparación:
Para esta ensalada va a necesitar un procesador de comida. Ponga en el procesador la coliflor, la hierbabuena y el cilantro. Pulse aproximadamente 6 veces. Sirva la mezcla en un recipiente. Agregue el jugo de limón, el aceite y mezcle. Esta ensalada debe dejarse reposar por lo menos 30 minutos antes de consumirse.
Decore con los piñones y el cilantro
Para dos personas.

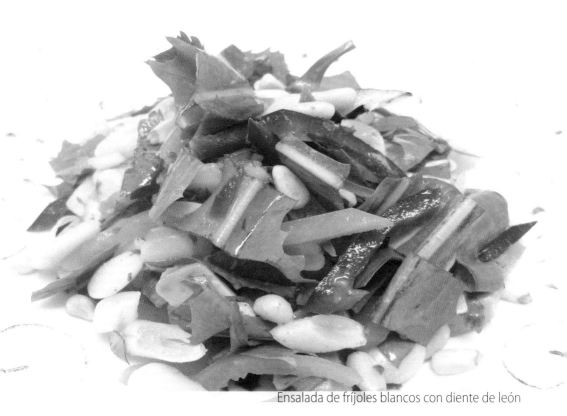

Ensalada de fríjoles blancos con diente de león

Ensalada de coliflor con hierbabuena y cilantro

ENSALADA CÍTRICA

Ingredientes:
- 2 rábanos rojos
- 2 rábanos de fresas
- 1 taza de rúgula
- 1 pomelo
- 1 hinojo
- 1 remolacha amarilla
- 1 naranja

Preparación:
Lavar todos los vegetales muy bien. Remover el exceso de agua de la rúgula. Cortar los rábanos y el hinojo en rodajas finas. Pelar el pomelo y la naranja y usar solamente la rebanada de cada fruta. En un recipiente mezclar todos los ingredientes y agregar el aderezo. Usar cualquier aderezo de este libro.

ENSALADA DE RÁBANOS CON ENELDO

Ingredientes:
- 2 rábanos de fresas
- 4 rábanos rojos
- Eneldo
- El jugo de ½ limón
- Sal al gusto

Preparación:
Lavar los rábanos muy bien. Secarlos y cortarlos en rodajas finas. En un recipiente mezclar el limón, la sal y los rábanos. Para mayor sabor agregar eneldo picado.

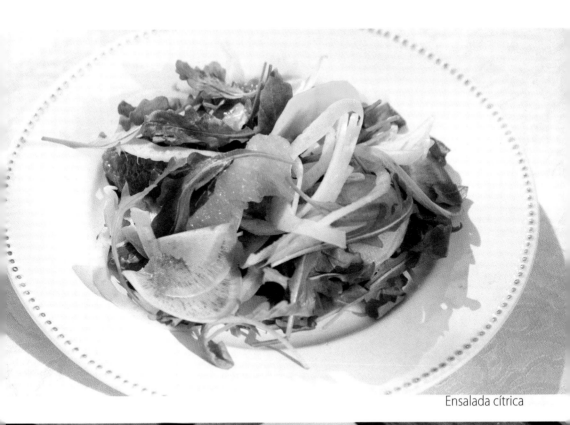

Ensalada cítrica

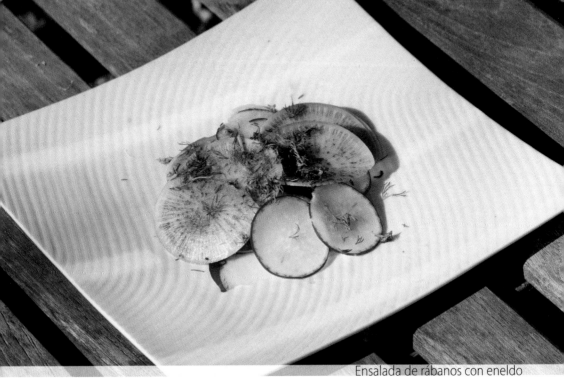

Ensalada de rábanos con eneldo

ADEREZOS

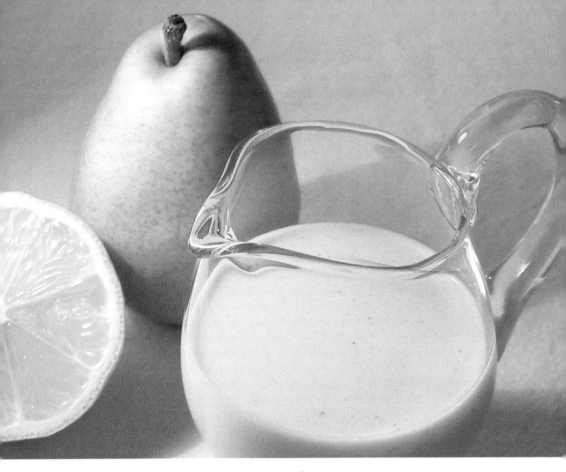

ADEREZO DE PERA Y CÍTRICOS

Ingredientes:
- 1   pera verde en trocitos
- 2   dientes de ajo
- 2   cucharaditas medianas de aceite de uva
-     El jugo de 1 limón
-     Jugo de una naranja
-     Sal al gusto

Preparación:
Licuar todos los ingredientes hasta conseguir la consistencia de una crema.
Rinde 1½ tazas.

Beneficios de la pera:
Las peras son una buena fuente de vitamina C y cobre. Ambos nutrientes son antioxidantes que ayudan a proteger las células de los daños relacionados con el oxígeno producido por los radicales libres. Las peras también promueven la salud cardiovascular y del colon. La fibra en las peras ayuda a prevenir el estreñimiento y asegura la regularidad intestinal.

ADEREZO DE PEREJIL

Ingredientes:
- ½ taza de perejil
- 2 cucharaditas de aceite de uvas
- 2 cucharadas de agua
- 1 ajo
-   El jugo de un limón
-   Sal al gusto

Para las personas que tienen linfoma, el perejil no es recomendado puesto que ayuda a incrementar las células B.

Preparación:
Licuar los ingredientes hasta obtener la consistencia de una crema. Este aderezo puede usarse en cualquier ensalada verde.
Rinde ½ taza.

Beneficios del perejil:
El perejil es una gran fuente de antioxidantes, ácido fólico y vitaminas C y A. También es muy bueno para prevenir el cáncer, especialmente el de colon y, en las mujeres, el cáncer de cérvix. Esta planta también le ayuda a mantener el sistema sanguíneo saludable.

ADEREZO DE SEMILLA DE PAPAYA

Ingredientes:
- ¼ taza de semillas de papaya madura
- 1 diente de ajo
- 1 cucharadita de aceite de oliva
- 1 ramita de tomillo
- 1 hoja de salvia
-   El jugo de una toronja
-   Sal al gusto

Preparación:
Poner todos los ingredientes en una licuadora y licuar durante 30 segundos. Este aderezo es un poco picante, ya que la semilla de la papaya cuando se licúa sabe un poco a pimienta. Si la mezcla está muy espesa, agregar un poquito más de agua. También se puede cambiar la toronja por limón o naranja.
Receta para ½ taza.

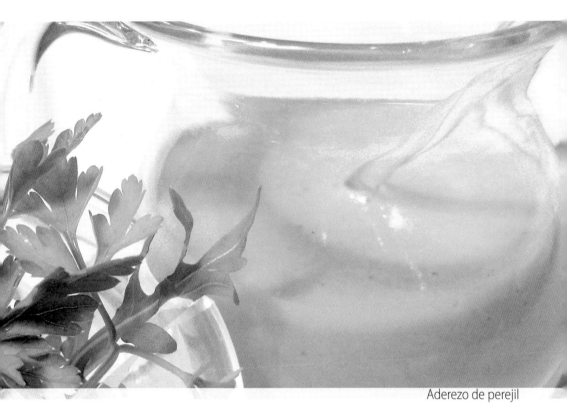

Aderezo de perejil

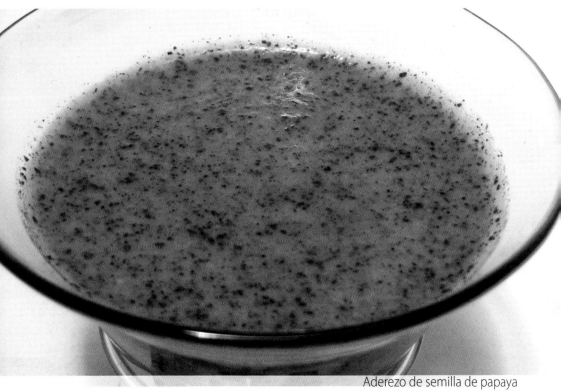

Aderezo de semilla de papaya

ADEREZO DE HIERBAS

Ingredientes:
- 2 dientes de ajo
- 1 cucharadita pequeña de cilantro
- 2 hojas de salvia fresca
- 1 cucharadita de orégano fresco
- 2 hojas de stevia
- ½ cucharadita de romero fresco
- 5 hojas de hierbabuena fresca
- 1 cucharadita de aceite de oliva
- El jugo de un limón
- El jugo de una toronja
- Sal al gusto

Preparación:
Picar finamente todos los ingredientes, ponerlos en un recipiente que se pueda tapar y agitar para mezclarlos bien.
Receta para media taza.

Beneficios del limón:
Los limones son ricos en vitamina C, un importante antioxidante que ayuda a neutralizar los radicales libres en el cuerpo, evitando que las células se dañen y reparando las que están dañadas. Los limones contienen flavonoides, que son pigmentos vegetales y excelentes antioxidantes que han demostrado combatir el cáncer de piel, pulmón, estómago y colon.

ADEREZO DE MENTA Y CILANTRO

Ingredientes:
- ½ taza de cilantro
- ½ taza de hojas de hierbabuena
- 2 dientes de ajo
- 3 nueces de macadamia
- 1 cucharadita de aceite de uva
- 2 cucharadas de agua
- El jugo de un limón
- Sal al gusto

Preparación:
Ponga todos los ingredientes en una licuadora hasta hacer una crema suave. Este aderezo es muy rico para cualquier ensalada.
Receta para ¼ de taza.

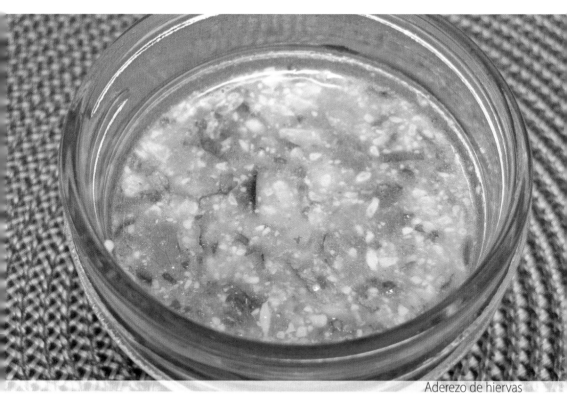

Aderezo de hiervas

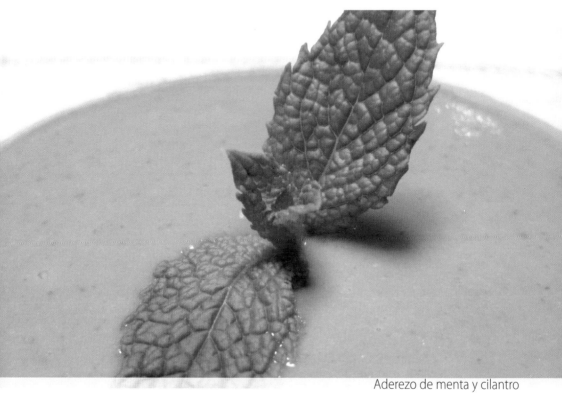

Aderezo de menta y cilantro

ADEREZO DE CÚRCUMA

Ingredientes:
- 2 tallos de cebollín picados
- ½ cucharadita de cúrcuma en polvo
- 2 ajos picados finamente
- 1 cucharadita de aceite de uvas
- 2 cucharadas de agua
- El jugo de una toronja
- Sal al gusto

Preparación:
Mezclar todos los ingredientes en un recipiente con tapa y agitar bien. Este aderezo es un poquito amargo debido al jugo de toronja. Si lo prefiere, puede remplazar el jugo de toronja por jugo de limón.
Rinde ½ taza.

ADEREZO DE ALBAHACA

Ingredientes:
- ½ taza de hojas de albahaca italiana
- 2 dientes de ajo
- 2 cucharaditas de aceite de uvas
- 2 cucharadas de agua
- El jugo de 1½ limones
- Sal al gusto

Preparación:
Poner todos los ingredientes en una licuadora y licuar hasta obtener una consistencia cremosa. Este aderezo puede usarse en cualquier ensalada, sobre espinaca, quinua, arroz integral o trigo negro (alforfón).
Para ¼ de taza.

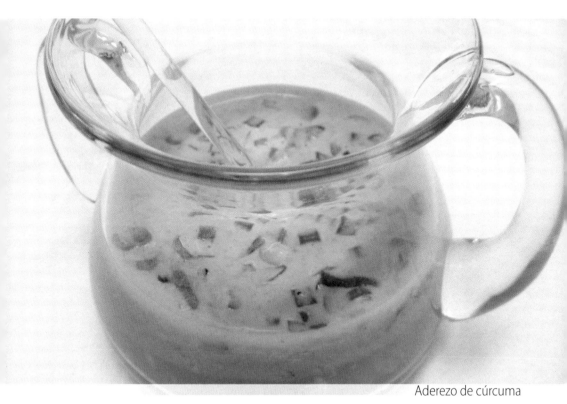

Aderezo de cúrcuma

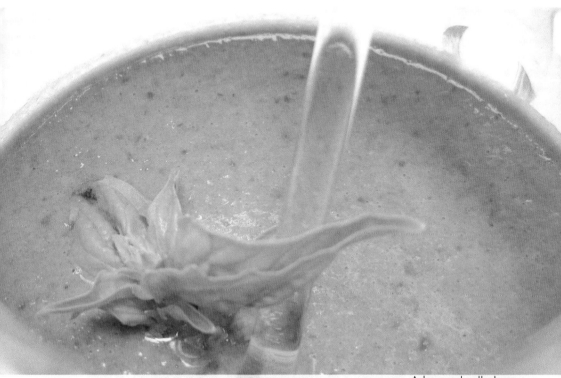

Aderezo de albahaca

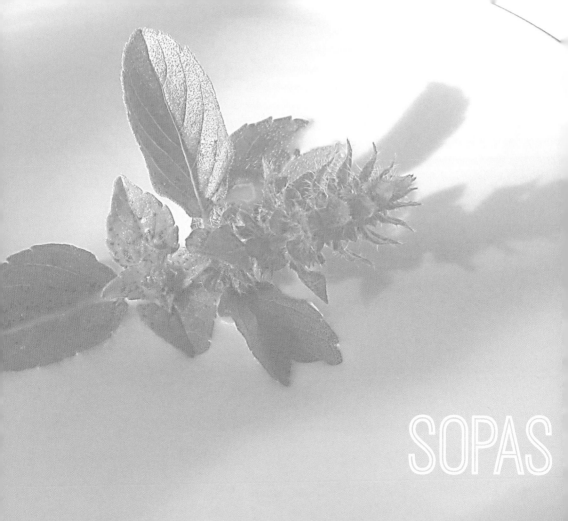

SOPAS

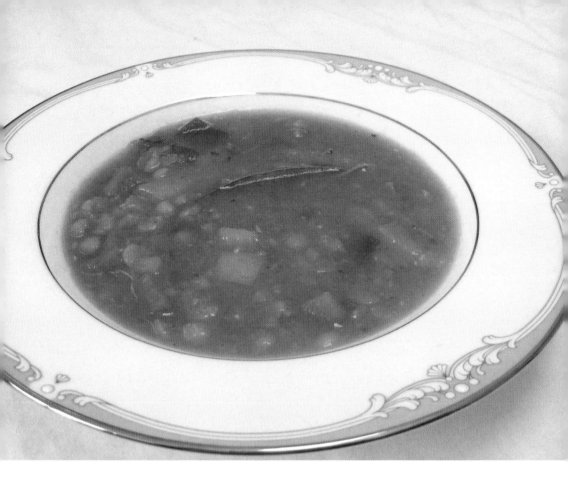

SOPA DE LENTEJA ROJA

Ingredientes:

- 1 taza de lentejas rojas, remojadas desde el día anterior y lavadas
- 4 tazas de agua
- 2 hojas de laurel
- 1 cebolla mediana
- 5 dientes de ajo
- 4 ramas de tomillo
- 4 ramas de orégano
- ½ cucharadita de comino
- ½ cucharadita de cúrcuma
- 1 pimentón rojo
- 2 tomates medianos
- 1 taza de puerro
- 1 batata
- Sal al gusto

Preparación:

Lavar los vegetales muy bien y cortarlos en trocitos. Ponerlos a hervir por 10 minutos, dejar enfriar un poco y licuarlos. En una olla, colocar esta mezcla junto con las lentejas, la sal y la cúrcuma. Cocinar a fuego medio por 10 minutos más o hasta que la lenteja esté blanda. Para 4 personas.

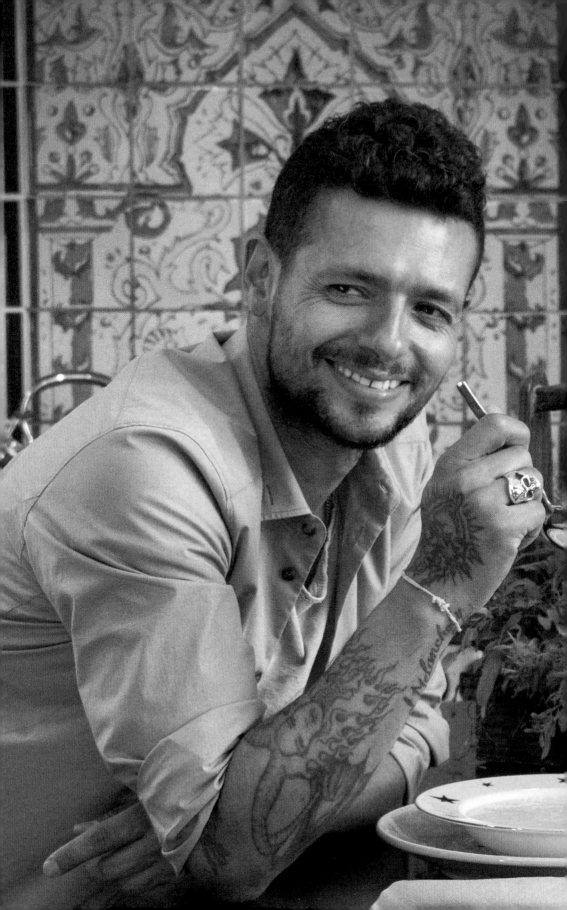

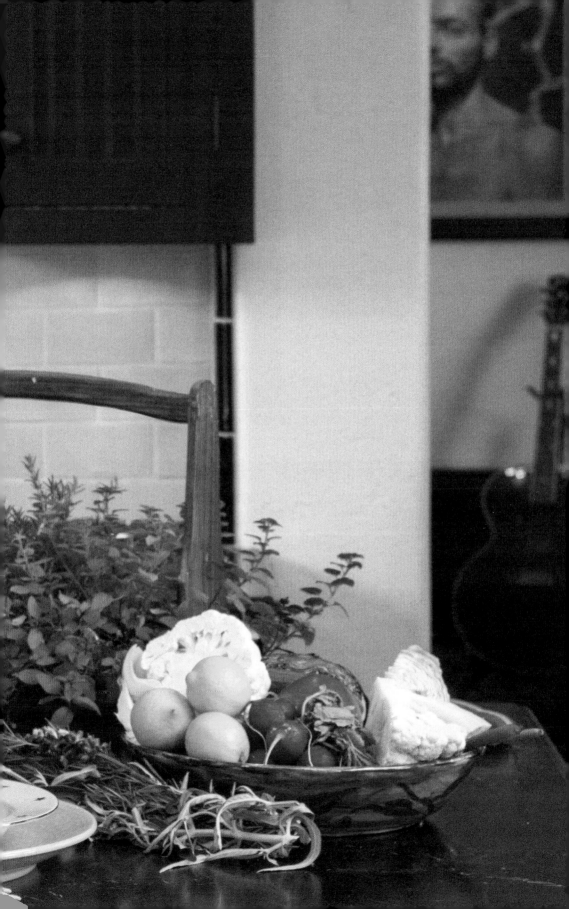

SOPA DE BRÓCOLI Y ESPÁRRAGOS

Ingredientes:
- 2 tazas del tallo del brócoli cortado en pedazos pequeños
- 2 tazas de espárragos cortados en pedacitos
- 1 cucharadita de aceite de uva
- 3 dientes de ajo picados
- 1 cebolla mediana en rodajas
- ½ cucharadita de sazonador de hierbas de su preferencia
- 1½ taza de leche de almendras (ver página 59)
- 1 taza de agua
-    Sal al gusto

Preparación:
Agregar el aceite en un olla sopera y saltear las cebollas, el brócoli, los espárragos, el sazonador de hierbas (sugerimos la pimienta de limón) y la sal. Añadir el agua y cocinar aproximadamente por 15 minutos a fuego medio. Licuar la mezcla agregando la leche de almendras gradualmente, hasta conseguir una consistencia de crema (reducir o agregar leche dependiendo de cómo le guste la consistencia).
Para dos personas.

SOPA CREMOSA DE PUERROS CON HINOJO

Ingredientes:
- 2 puerros cortados en rodajas
- 1 taza de agua
- 4 dientes de ajo
- ½ cebolla cortada en trozos pequeños
- 1 calabacín cortado en trozos pequeños
- 2 bulbos de hinojo cortados en rodajas
- 1½ taza de leche de almendras (ver página 59)
-    Sazonador de hierbas naturales de su preferencia al gusto
-    Sal al gusto

Preparación:
Poner el agua en una olla y hervirla. Agregar los vegetales y reducir la temperatura a fuego medio. Agregar leche y las especias. Cocinar por 3 minutos más. Una vez que los vegetales estén blandos, licuarlos hasta conseguir una consistencia de crema.
Para dos personas.

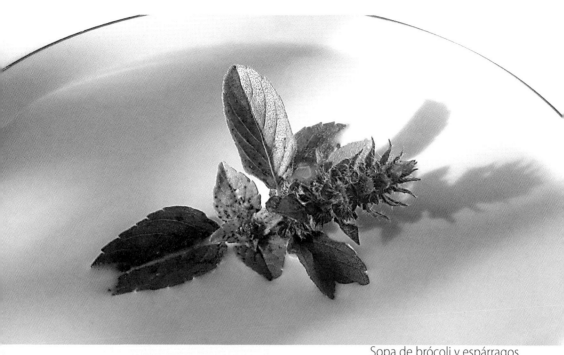

Sopa de brócoli y espárragos

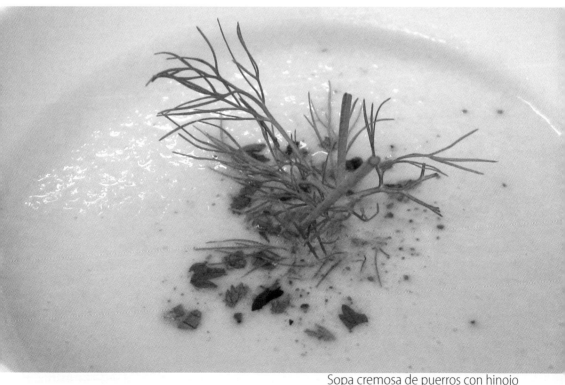

Sopa cremosa de puerros con hinojo

SOPA DE TOMATE Y PIMENTÓN ROJO

Ingredientes:

1 pimentón rojo en rodajas	2 chalotes en rodajas
1 pimentón amarillo en rodajas	5 dientes de ajo picados
1 pimentón anaranjado en rodajas	1 cucharadita de aceite de uva
3 tomates medianos picados	1 taza de leche de almendras
Sal y pimienta	Sazonador de hierbas naturales de su preferencia al gusto

Preparación:
Calentar el aceite en una cacerola mediana. A fuego medio, saltear los chalotes y el ajo por 3 minutos. Agregar los tomates y los pimentones y cocinar hasta que estén blandos. Retirar la mezcla del fuego y hacerla puré en una licuadora. Agregar la leche de almendras lentamente y seguir licuando hasta conseguir la consistencia deseada. Dependiendo de la consistencia deseada, reducir o agregar más leche de almendras. Poner sal y pimienta al gusto. Para 4 personas.

Beneficios de los pimentones:
Son una buena fuente de vitamina C, tiamina, vitamina B6, betacaroteno y ácido fólico. Por su vitamina C y su betacaroteno, los pimentones rojos han demostrado protegernos de las cataratas. Al igual que otras verduras ricas en nutrientes, los pimentones contienen diferentes fitoquímicos que tienen una actividad antioxidante excepcional. También se ha demostrado que reducen el riesgo de ataques al corazón y derrames cerebrales, probablemente por contener sustancias como la vitamina C y los flavonoides. Estudios indican que los pimentones rojos tienen niveles de nutrientes significativamente más altos que los verdes.

SOPA DE COLIFLOR CON CALABACÍN

Ingredientes:

¼ de coliflor mediana	½ cucharadita de semilla del cilantro
2 calabacines	½ taza de agua
½ cebolla dulce mediana	1½ taza de leche de almendras (ver la página 59)
4 dientes de ajo	Sal al gusto
4 ramitas de tomillo picado	

Preparación:
Lavar muy bien el coliflor para asegurarse de que esté bien limpio y cortarlo en trocitos. Hacer lo mismo con los calabacines. Una vez que estén limpios, poner en una olla sopera todos los ingredientes. Cocinar aproximadamente unos diez minutos a fuego medio, asegurándose de que los vegetales estén al dente (no tan blandos), enfriar un poco y licuar hasta conseguir la consistencia cremosa. Si está muy espesa, ajustar (ya sea el agua o la leche de almendras) hasta obtener la consistencia deseada.
Para dos personas.

Beneficios del calabacín:
El calabacín contiene grandes cantidades de agua, lo que permite una correcta hidratación. También contiene fósforo, magnesio, hierro, calcio y yodo, permitiendo una buena absorción de nutrientes. El calabacín cuenta con vitaminas del grupo B, como la vitamina B1, B2 y B6, que benefician al sistema nervioso y muscular.

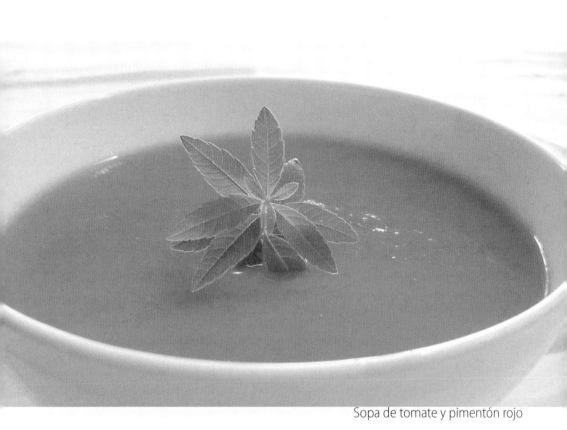

Sopa de tomate y pimentón rojo

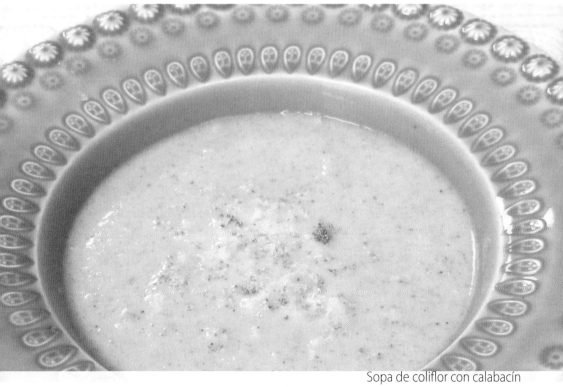

Sopa de coliflor con calabacín

SOPA DE FRÍJOLES BLANCOS

Ingredientes:

1 taza de fríjoles blancos	1 cucharadita de orégano fresco o seco
4 espárragos tiernos en trozos	4 ajos picados
1 batata en trozos	½ cebolla picada
½ calabacín amarillo	2 cucharadas de aderezo de albahaca
1 hoja de laurel	(ver página 104)
2 ramitas de tomillo	Sal al gusto

Preparación:
Dejar remojando los fríjoles en agua la noche anterior. Al día siguiente enjuagarlos con agua fresca. En un recipiente, cocinarlos en tres tazas de agua, con una hoja de laurel, ajo, una cebolla, tomillo y el orégano. Cortar todos los vegetales en trocitos pequeños. Cuando los fríjoles estén blandos, agregue los vegetales y cocine hasta que estén suaves. Agregar el aderezo de albahaca cuando vaya a servirla.
Para dos personas.

Recomendamos que todas las legumbres estén acompañadas de ensaladas. Esto ayudará a que las enzimas de los vegetales faciliten la digestion y la absorción de los nutrientes. Si no puede encontrar fríjoles blancos, se puede hacer esta sopa con cualquier fríjol disponible. Los fríjoles contienen una buena cantidad de proteínas y, acompañados con arroz y vegetales, hacen el plato perfecto.

SOPA DE LENTEJAS CON ARROZ

Ingredientes:

¼ de taza arroz integral
¼ de taza de guisantes verdes
¼ de taza de lentejas amarillas
3 tazas de agua del consomé de vegetales (ver página 116)
½ cebolla mediana cortada en pedazos pequeños
2 cucharadas de cilantro picado
3 hojas de diente de león

Salsa para la sopa:

2 tomates medianos
3 dientes de ajo picados
1 cucharada de aceite de uvas
Sal al gusto
(todo se licúa)

Preparación:
Lavar muy bien las lentejas, después de haberlas dejado en remojo la noche anterior. Usar el agua del consomé de vegetales y agregar el arroz, los guisantes verdes, las lentejas amari- llas, la cebolla picada y el cilantro. Cocinarlas por 20 minutos o hasta que estén suaves. Para la salsa, licuar todos los ingredientes. Después agregar 6 cucharadas de salsa de tomate, cortar las hojas de diente de león y agregarlas a la sopa.
Para 4 personas.

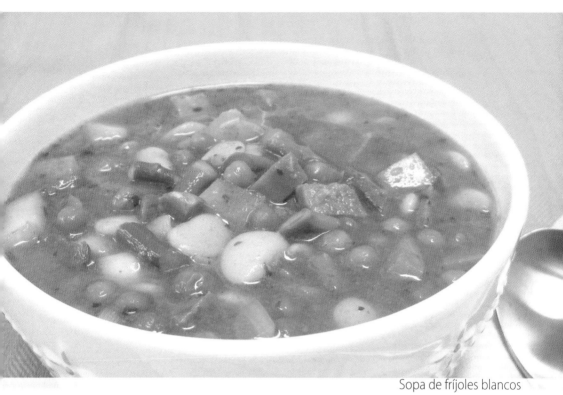

Sopa de fríjoles blancos

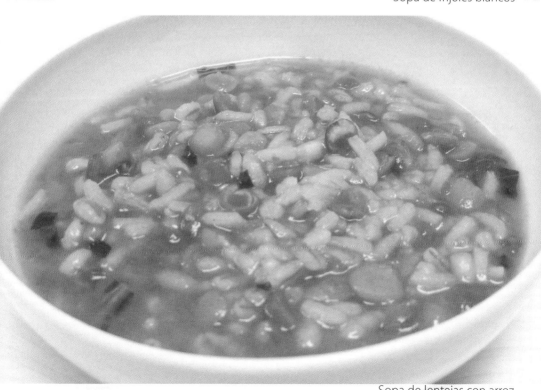

Sopa de lentejas con arroz

SOPA DE VEGETALES

Ingredientes:

2 calabacines finamente cortados en cubitos
1 calabaza amarilla cortada en cubitos
1 puerro (usar solamente la parte blanca) cortado en cubitos
4 tomates cortados en trozos pequeños
1 pimentón rojo cortado en cubitos
1 taza de espárragos rebanados en trozos pequeños

½ cebolla amarilla cortada en pedazos pequeños
2 tazas de cilantro
3 tazas de agua
1 taza de leche de almendra (ver receta en la página 59)
½ cucharadita de pimienta de limón o al gusto 1 cucharadita de cúrcuma
½ cucharadita de chile cayena (opcional)

Preparación:
Poner el agua a hervir, agregar el cilantro y los tomates. Tapar y cocinar por diez minutos a fuego medio. Retirar el cilantro. Majar los tomates hasta que casi queden hechos puré. Agregar el resto de los ingredientes y cocinar por unos cinco minutos más. Colocar la mitad de la sopa en una licuadora resistente. Procesar hasta que esté cremosa, devolverla a la olla y agregar más leche de almendras si lo desea, y sal al gusto. Recuerde que también puede usar especias naturales que son lo mejor. Para 4 personas.

Beneficios de los espárragos:
Los espárragos son una buena fuente de potasio (288 mg por taza) y son bastante bajos en sodio. Históricamente han sido utilizados para combatir problemas relacionados con la inflamación, como la artritis, el reumatismo y la retención de líquidos por el síndrome premenstrual. Los espárragos contienen inulina, que es un probiótico que regula el tránsito intestinal, favoreciendo el peristaltismo (movimiento de los intestinos), y tiene un marcado efecto probiótico, es decir, estimula el crecimiento de las bacterias beneficiosas del intestino. Cuando nuestra dieta contiene cantidades adecuadas de inulina, el crecimiento y la actividad de bacterias que promueven la salud en nuestro intestino grueso, como las bifidobacterias y los lactobacilos, aumentan. Los espárragos han sido valorados por sus propiedades medicinales por casi 2000 años.

CONSOMÉ DE VEGETALES

Ingredientes:

1 rábano amarillo
½ taza del tallo de brócoli
1 puerro (parte blanca solamente)
6 dientes de ajo picado
2 tazas de cilantro fresco picados
2 hojas de salvia picada

1 hoja de laurel
½ zanahoria picada
½ cebolla mediana
3 tazas de agua
Sal al gusto

Preparación:
Lavar y cortar todos los vegetales en trozos pequeños. En una olla, poner a hervir el agua por 15 minutos con la cebolla, el ajo, la salvia, la sal, la hoja de laurel y las 2 tazas de cilantro. Después agregar todos los vegetales y cocinar por 5 minutos más. Para dos personas.

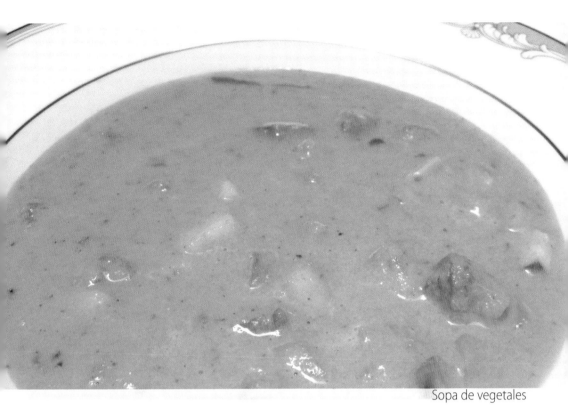

Sopa de vegetales

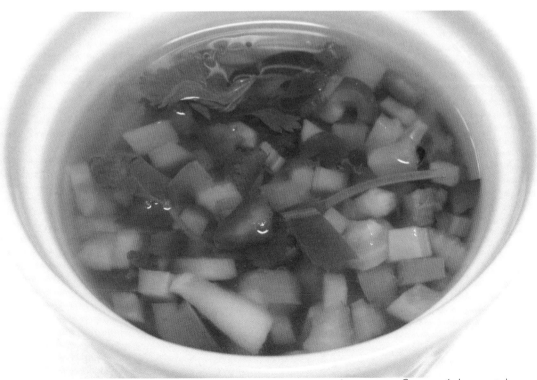

Consomé de vegetales

PLATOS
PRINCIPALES

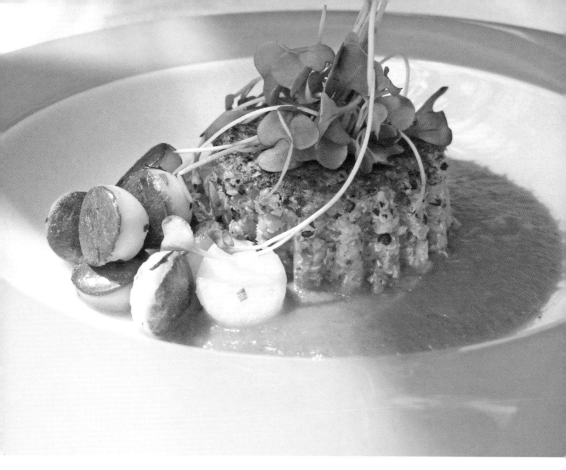

TORTA DE QUINUA CON SALSA DE TOMATES

Ingredientes

½ taza de quinua cocinada
¼ de taza de quinua negra
1 taza de agua
1 calabacín cortado en pedacitos pequeños
2 dientes de ajo picado
1 cucharadita de aceite de uva para engrasar
½ taza de zanahoria cortada en pedazos pequeños

½ cucharadita de semillas de cilantro molidas
½ cucharadita de tomillo picado
   Sal al gusto
   Salsa de tomate al gusto

Para la salsa de tomate:

2 tomates medianos pelados
3 dientes de ajo picados
1 cucharada de aceite de uvas
   Sal al gusto

Preparación:

Cocinar en una olla la quinua, la zanahoria, el calabacín y los condimentos. Asegúrese de que no quede muy blanda. Después transferir a un procesador de comidas y pulsar por dos minutos hasta que tenga una textura pastosa. Luego, en un sartén untado de aceite caliente, poner las tortillas y saltearlas a fuego lento, hasta que queden doradas por ambos lados. Para servir, licuar todos los ingredientes de la salsa de tomate, verter la mezcla en platos individuales y colocar una tortilla en cada uno de ellos.
Para 3 personas.

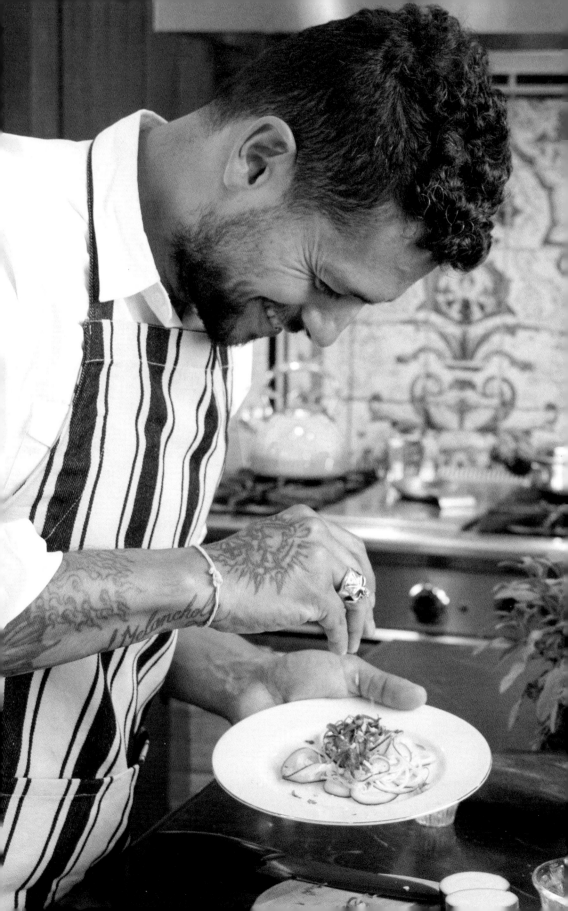

PASTA DE CALABACÍN CON SALSA DE TOMATES

Ingredientes:
2   calabacines medianos cortados en láminas muy delgadas

Ingredientes para la salsa:
½   taza de tomates secos en aceite (tomates y aceite)
2   tomates medianos en rodajas y sin semillas
10 hojas de albahaca dulce (otros tipos de albahaca son demasiado amargos)
4   dientes de ajo
    Sal al gusto

Preparación:
Para cortar las láminas de calabacín se necesita una mandolina (utensilio para cortar). Asegúrese de que el calabacín esté bien firme. Luego se cortan las láminas en tiras delgadas, simulando los espaguetis, se ponen en un plato de forma agradable, se agrega la salsa de tomate y se decora con hojas de albahaca en tiras y algún fruto seco rallado.

Para hacer la salsa: Cortar todos los ingredientes en trozos pequeños y ponerlos en un procesador de comida (o licuadora). Pulsar varias veces hasta conseguir una consistencia de salsa. Para dos personas.

Beneficios del ajo:
El ajo está catalogado por el Instituto Nacional Americano del Cáncer como el ingrediete de mayor potencia para combatir el cáncer en la lista de comidas. Contiene múltiples compuestos anticancerígenos y antioxidantes, como la quercetina, el sulfuro de dialilo y el ajoeno. Estos compuestos tienen la habilidad de bloquear agentes causantes del cáncer, como las nitrosaminas y las aflatoxinas, asociadas específicamente al cáncer de estómago, pulmón e hígado. El ajoeno y la alicina en el ajo también han demostrado retardar las células cancerosas, actuando como un tipo de quimioterapia natural. El ajo incrementa las defensas del organismo.

ESTOFADO DE LENTEJAS

Ingredientes:
- 1   taza de lentejas
- ½   cebolla picada
- 3½   tazas de agua
- 2   hojas de laurel
- 2   zanahorias
- 4   ramitas de tomillo
- 1   taza de calabaza de mantequilla
- 4   ramitas de orégano fresco
- 2   tomates medianos
- ½   cucharadita de comino en polvo
- ½   taza de espárragos
-     Sal al gusto
- 3   dientes de ajo

Preparación:
Lavar y cortar los vegetales en trocitos pequeños. Picar finamente el ajo y los tomates. En una olla mediana, hervir el agua y agregar todos los ingredientes. Cocinar aproximadamente 15 o 20 minutos. Agregar un poco más de agua si está muy seco.
Para 4 personas.

CALABAZA ASADA CON HINOJO

Ingredientes:
- 1   bulbo de hinojo cortado en rodajas
- 1   cucharadita de aceite de uva
- 1   calabacín cortado a lo largo
-     Pimienta de ajo
- 1   calabaza amarilla cortada a lo largo
-     Sal al gusto

Preparación:
Precalentar el sartén a fuego medio. Agregar el aceite, el hinojo, la calabaza y el calabacín. Cocinar por dos minutos a un lado hasta que se doren. Voltear al otro lado y espolvorear la pimienta con ajo y sal. Cocinar por otro minuto.
Para 4 personas.

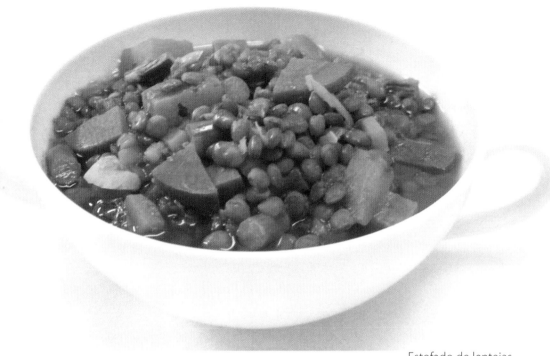

Estofado de lentejas

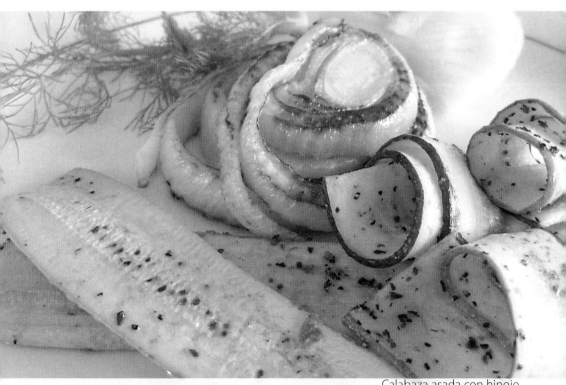

Calabaza asada con hinojo

SÁNDWICH CON TOMATE

Ingredientes:
1   rodaja de pan de brotes de vegetales
    o pan integral
2   rodajas de tomate
2   rodajas de calabacín verde y amarillo
    Salsa de aguacate
6   hojas de berro
    Brotes de vegetales

Para la salsa de aguacate:
1   aguacate
1   cucharada de tomate picado
    El jugo de un limón
    Sal al gusto

Preparación:
En un plato poner la rodaja de pan y untarle la salsa de aguacate, luego colocar el calabacín, el tomate, el berro y los brotes de vegetales. Comerlo inmediatamente.

Para la salsa de aguacate, mezclar los ingredientes en un recipiente, hasta conseguir una consistencia de paté.

LENTEJAS PARDINAS CON SALSA DE TOMATE

Ingredientes para las lentejas:
1   taza de lentejas pardinas
3   tazas de agua
2   hojas de laurel
4   dientes de ajo picado
1   cucharadita de cúrcuma
    Sal al gusto

Ingredientes para la salsa:
2   tomates medianos cortados en troci-
    tos y sin semilla
3   dientes de ajo picados
1   chalote picado
1   cucharadita de aceite de uva
    El sazonador de hierbas naturales de
    su preferencia
    Sal al gusto

Preparación:
Lavar las lentejas muy bien y escurrirlas. Si lo prefiere, las puede dejar remojando toda la noche y lavarlas al siguiente día. En una olla mediana poner el agua, la hoja de laurel, el ajo y la sal. Cocinar a fuego medio aproximadamente 20 minutos o hasta que las lentejas estén blandas y agregar la cúrcuma. Probar si le falta sal y retirar las hojas de laurel. Agregar pimienta de cayena si quiere un gusto más condimentado y agregar la salsa. Mezclar bien y servir.

Instrucciones para la salsa:
En una cazuela, calentar el aceite y agregar la cebolla, el tomate, el ajo, la pimienta y la sal. Cocinar tapado por lo menos unos 10 minutos a fuego medio. Con un majador de papa, majar hasta conseguir una consistencia de salsa. Combinar la salsa con las lentejas. Si lo prefiere, puede agregarle perfil o cilantro picado al servir. Para 3 o 4 personas.

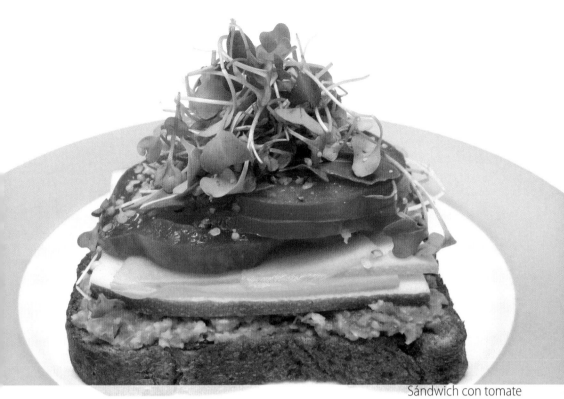

Sándwich con tomate

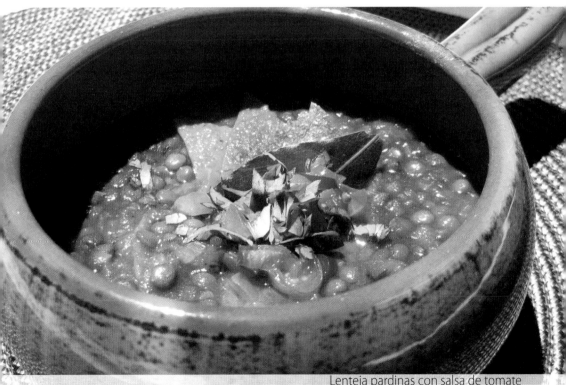

Lenteja pardinas con salsa de tomate

LASAÑA DE VEGETALES

Ingredientes:
- 6 rebanadas delgadas de calabacín
- 6 rebanadas delgadas de calabaza
- 4 rebanadas delgadas de berenjena
- 4 hojas de pasta de arroz pasadas por agua caliente
  Hojas frescas de albahaca al gusto

Para la salsa:
- 3 tomates medianos picados
- 1 pimentón rojo o amarillo
- 2 cucharadas de albahaca picada
- 1 cucharadita de orégano seco
- ½ cucharadita de romero fresco picado
- 5 dientes de ajo picado
- 1 cebolla mediana picada
- 1 cucharadita de aceite de uva
  Sal al gusto

Preparación de la salsa

En un recipiente, poner el aceite y todos los ingredientes para la salsa. Cocinar hasta que los tomates y el pimentón estén bien suaves. Majarlos para conseguir la consistencia de salsa.

Armar la lasaña

Poner un poco de salsa en un recipiente plano, luego la pasta de arroz, seguido de una capa de vegetales y más salsa. Repetir las capas. Al final, cubrirla con el resto de la salsa, llevar al horno a tempratura media por 30 minutos, asegurándose de que no se seque demasiado. Se sirve con vegetales frescos.
Para 4 personas.

Si desea pudede agregar el aderezo de albahaca para darle un sabor mas fuerte.

ESTOFADO DE VEGETALES

Ingredientes:
- 2 tazas de calabazas cortadas en pedazos pequeños
- 1 calabacín cortado en pedazos pequeños
- ½ taza de fríjoles verdes cortados en pedazos pequeños
- ½ taza de repollitos de Bruselas cortados en pedazos pequeños
- 4 ajos picados
- 1 hoja de laurel
- 3 ramitas de tomillo picado
- ½ cucharadita de comino
- 2 hojas de salvia picada
- ½ cucharadita de cúrcuma
- 1 taza de leche de almendra
- ¼ de taza de agua
  Sal al gusto

Preparación:

Poner todos los ingredientes a cocinar en una olla con el agua y la leche de almendra, hasta que los vegetales estén blandos.
Para 4 personas.

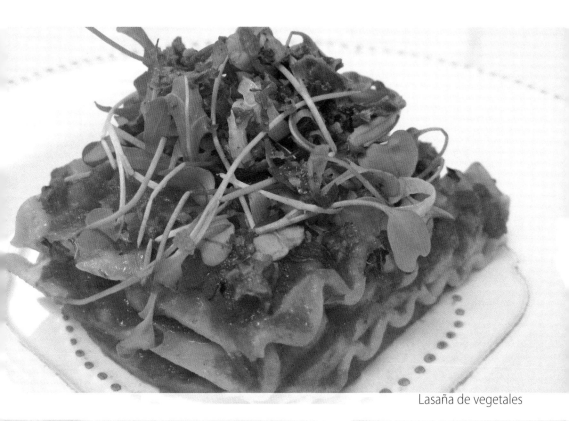

Lasaña de vegetales

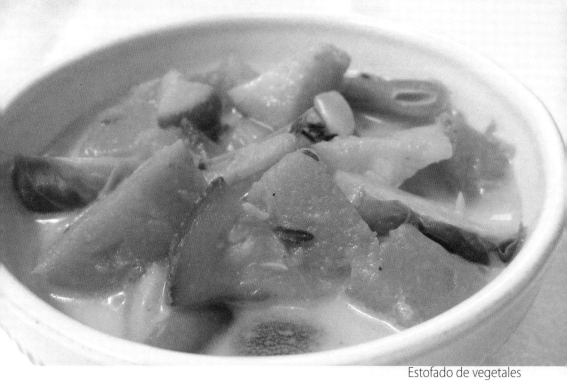

Estofado de vegetales

POSTRES

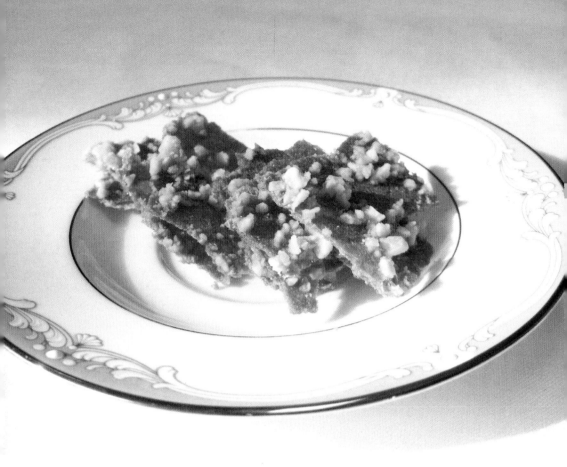

GALLETAS DE PIÑA CON BANANO

Ingredientes:
- 1 banano maduro
- 3 rodajas de piña
- ¼ de taza de macadamia cortada en pedazos pequeños
  El jugo de un limón

Preparación:
Para esta receta va a necesitar un deshidratador.
Poner el banano, la piña y el jugo de limón en una licuadora. Licuar hasta conseguir una consistencia cremosa. Poner la mezcla en una bandeja sobre hojas de papel pergamino. Asegurarse de que la mezcla esté muy bien distribuida. Rociar los pedacitos de macadamias sobre la mezcla. Deshidratar por 8 horas a 46°C (115°F).

GALLETAS DE MANZANA

Ingredientes:
- 1 taza de nueces del Brasil (remojadas por una hora)
- 2 zanahorias medianas cortadas en pedazos pequeños
- 2 manzanas verdes peladas y cortadas en pedazos pequeños
- ½ cucharadita de clavo de olor
- ½ cucharadita de canela molida
- ½ cucharadita de nuez mosca en polvo
- 1 trozo de jengibre pelado y rallado
- 2 cucharadas de semillas de linaza molida
- ½ cucharadita de sal
- 1 cucharadita de semilla de ajonjolí
- 2 cucharadas de miel (opcional)
- El jugo de un limón

Preparación:
Para esta receta va a necesitar un procesador de comidas y un deshidratador.

Primero procesar las nueces con la linaza hasta que tome la consistencia de una masa gruesa y llevarla a un recipiente. Moler las manzanas y las zanahorias y juntarlas con las nueces. Agregar el resto de los ingredientes y mezclarlos bien. Darles la forma deseada sobre papel pergamino y colocarlos en el horno por 12 horas a 46˚C (115˚F).

BOLITAS DE CIRUELAS

Ingredientes:
- 1 taza de brevas secas
- ¼ de taza de semillas de girasol
- 4 ciruelas
- 10 nueces de Brasil
- 2 cucharaditas de semillas de cáñamo
- 1 cucharadita de semillas de ajonjolí
- 1 cucharadita de cacao sin azúcar

Preparación:
Poner todos los ingrediente en un procesador de comidas hasta que adquieran la consistencia de una masa. Formar las bolitas. Para mantenerlas frescas, ponerlas en el refrigerador en un recipiente de vidrio con tapa. No comer muchas ya que tienen ciruelas y estas aceleran el tránsito intestinal.

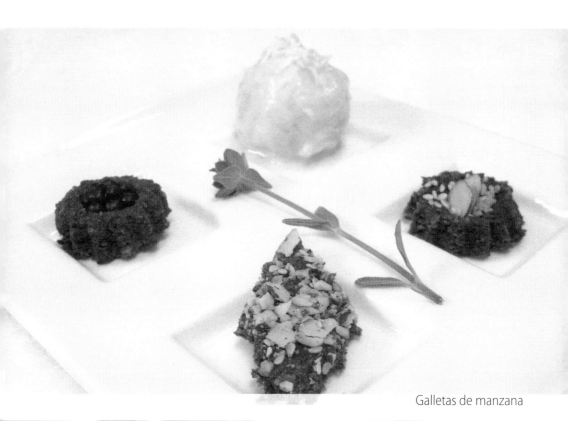

Galletas de manzana

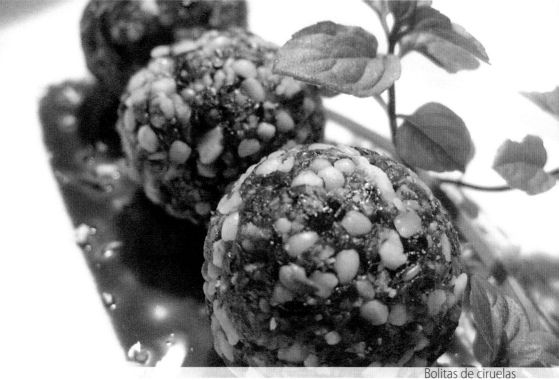

Bolitas de ciruelas

GALLETAS DE ALMENDRA

Ingredientes:
- ¼ de taza de de semillas de girasol
- ½ taza de coco rallado sin azúcar
- 1 cucharadita de maca
- 1 cucharadita de semillas de marihuana
- ½ taza de fresas secas
- ¼ de taza de pasas
- ¼ de taza de fresas
- ¼ de taza de linaza en polvo
- ¼ de taza de leche de almendra (ver receta en la página 59)
- 1 taza de pulpa de almendras (el sobrante de la preparación de la leche)

Preparación:
En un procesador de comida, poner todos los ingredientes y mezclar delicadamente hasta obtener una textura no muy suave para formar las galletas. Darles la forma deseada, pero no muy gruesas para que se sequen rápido. Ponerlas sobre papel pergamino y llevar al deshidratador por 12 horas a 46°C (115°F).

HELADO DE CHIRIMOYA O GUANÁBANA

Ingredientes:
- 1½ tazas de chirimoya o guanábana
- 4 fresas congeladas
- ¼ de taza de leche de almendra (ver página 59)

Preparación:
Pelar la fruta deseada y remover las semillas. Congelar en un recipiente. Una vez congelada, ponerla junto a las fresas y la leche de almendra en una licuadora y licuar hasta conseguir la consistencia del helado cremoso. Para adornar se le pueden poner almendras picadas, coco rallado sin azúcar y semillas de cáñamo. Consumir inmediatamente. Se puede refrigerar.

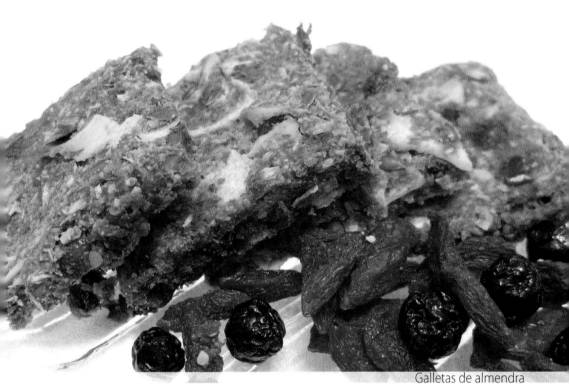

Galletas de almendra

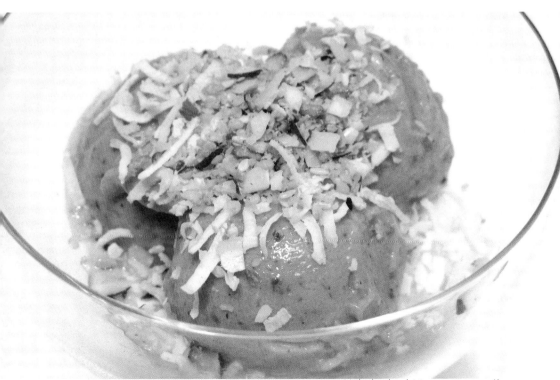

Helado de chirimoya o guanábana

RECONOCIMIENTOS

Muchas personas influyeron para hacer este proyecto realidad y nos gustaría decirles gracias por todo el apoyo y la paciencia que nos dieron durante la etapa de la creación del libro.

Por nuestro lado, nos divertimos mucho probando las recetas y escogiendo las fotos. Algunas veces parecía que hubiera pasado un huracán por la cocina. Gracias Mabel por limpiar la cocina después de cada receta.

Tenemos un agradecimiento muy especial para Elena Garzón García por el trabajo de traducción y corrección de estilo; para Lina y Carolina Flórez García y para Édgar Niño García por todo el amor y apoyo que nos bridaron para hacer este libro. En realidad, sin ustedes este proyecto no hubiera sido posible.

Le agradecemos a Nina Monte, Linda Taylor y al doctor Harvey Karp por todo su apoyo y darnos siempre la inspiración para continuar este proyecto. Gracias, Gary Tosti, por todo el amor que le pusiste al libro en el proceso de su creación.

Gracias a Jael Tanti y James Tanti de Saladmaster por donar las ollas de acero inoxidable quirúrgico. Pensamos que son las mejores y son las únicas que usamos y recomendamos.

A nuestras familias: Ángela, Revel, Redamo, mis padres Sonia y Norberto... Los quiero.

Alex, Patrick, Victoria, Gus: los quiero.

Gracias a las siguientes personas:

Grand Master Bong C. Kim, Hermano Alberto de El Salvador, Dr. Santiago Neftali Sallaberry, Dr. Greg Burzynski, Dr. Stanislaw Burzynski, Dr. Benny Nieves, Dr. Victor Marcial Vega.

Dr. Lawrence Piro, Richard y Jean Jeffries, Dr. Auayporn Nadamanee, Dr. Eva Cwynar, Burzynski Clinic, Caribbean Integrative Medicine, The Angeles Clinic, St. John's Health Center, City of Hope.

Vilma Alsttot, Stephanie Marin, Efren Miranda Zepeda, Hector Espinosa, Diego Rios, Mireilla Vandenheuvel.

Un gran agradecimiento a la editorial Penguin Random House, Elena Gómez, Juan Sebastián Sabogal y Patricia De Narváez por creer en nuestro proyecto y hacer nuestro sueño realidad al publicar nuestro libro.

Draco Rosa

Web: www.phvx.com
Twitter: @DracoRosa
Instagram: @MrBlake
Facebook: Facebook.com/DracoCorneliusRosa
Apparel: VagabundoClothing.com
Draco aperece por cortesía de Sony Music Latin Phantom Vox Studios

Nena Niessen

Web: www.curesfromthekitchen.net
Email: info@curesfromthekitchen.net